中医脉学三字诀

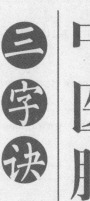

肖进顺 编著

人民卫生出版社

图书在版编目（CIP）数据

中医脉学三字诀 / 肖进顺编著 . —北京：人民卫生出版社，2017

ISBN 978-7-117-24039-0

Ⅰ.①中… Ⅱ.①肖… Ⅲ.①脉学 Ⅳ.①R241.1

中国版本图书馆 CIP 数据核字（2017）第 012195 号

人卫智网	www.ipmph.com	医学教育、学术、考试、健康、购书智慧智能综合服务平台
人卫官网	www.pmph.com	人卫官方资讯发布平台

中医脉学三字诀

编　　著：肖进顺

出版发行：人民卫生出版社（中继线 010-59780011）

地　　址：北京市朝阳区潘家园南里 19 号

邮　　编：100021

E - mail：pmph @ pmph.com

购书热线：010-59787592　010-59787584　010-65264830

印　　刷：三河市潮河印业有限公司

经　　销：新华书店

开　　本：787×1092　1/32　印张：7.5

字　　数：111 千字

版　　次：2017 年 3 月第 1 版　2019 年 6 月第 1 版第 2 次印刷

标准书号：ISBN 978-7-117-24039-0/R · 24040

定　　价：24.00 元

打击盗版举报电话：010-59787491　E-mail：WQ @ pmph.com

（凡属印装质量问题请与本社市场营销中心联系退换）

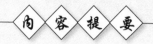

内 容 提 要

　　本书作者系三代祖传中医师,有丰富的临床实践经验,对中医脉学颇有研究。第一部分介绍脉学的起源、形成、脉名与脉象的分类、分部诊法、诊脉方法及注意事项、特殊脉象的临床意义等;第二部分重点介绍各种脉的脉象歌、主病歌以及脉象阐释、相类脉、脉象主证等。内容丰富,阐释清楚,语言流畅,文字生动,实用性强。适于广大中医师及中医药院校学生学习参考。

前　言

　　中医脉诊是四诊(望、闻、问、切)内容之一,它是中医诊断学的重要组成部分,已成为中医"辨证施治"的可靠依据,很有必要进一步学习、研究、提高。窃思中医脉学书籍浩如烟海,精华论述遍涉各家名著。诸门学术难于尽阅其详。为了使初学者便于习读,并实践于临床,余抽暇编写了《中医脉学三字诀》这本小册子,内容浅显,易于背诵和记忆,书中博引《内经》《难经》《伤寒论》《金匮要略方论》以及诸医家脉学专著之精辟论述,详加注释,作为登堂入室之阶梯,对于有志学习中医之士不无裨益。

　　由于作者学识浅陋,水平所限,不足之处,敬祈批评指正。

肖进顺

目　录

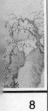

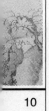

第一章　脉学概要

一、脉学的起源

中医脉学起源于两千五百年以前。有关脉学的记载,最早见于战国秦汉时期(公元前2世纪)《黄帝内经·素问》及公元前5世纪秦越人(扁鹊)的《八十一难经》。在这两部经典著作中,有关脉学的论述颇多。如《素问·脉要精微论》中曰:"夫脉者,血之府也,长则气治,短则气病,数则烦心,大则病进,上盛则气高,下盛则气胀,代则气衰,细则气少,涩则心痛,浑浑革至如涌泉,病进而色弊,绵绵其去如弦绝,死。"这里着重地讨论了以脉诊决死生的临床意义,认为脉道是血液归聚的地方,借其气的推动作用而使血液在经脉中运行。所以,脉之盛衰者,以候气血的虚实,故知长脉象表示健康状态,短脉象表示气虚,数脉象表示热烦,大脉象表示病情发展,上部脉盛者表示邪壅于上,下部脉盛者表示邪壅于下,故腹满而胀。代脉象表示气衰,元气衰弱,细脉象表示气虚,涩脉象表示血少气滞而出现心痛,脉来混乱如涌泉,弦急而长,为病势加剧,必形色败坏;若脉来微微似有而不甚应指,如弦绝的样子,是将要死亡的象征。《难经·第九难》中曰:"何以别知藏府之病耶? 然:数者,府也;迟者,藏也。数则为热,迟则为寒。诸阳为热,诸阴为寒,故以别知藏府之病也。"这是从迟脉、数脉以辨藏府之疾病。由此可见,祖国医学在很早以前就能够运用诊脉的方法来测知人体疾病的性质、轻重及预后,并能够根据脉象的异常变化来区别和推断各藏府的多种病变。同时,在这些珍贵的文献资料中,有关诊脉的方法记载亦很多,其中有三部九候,人迎脉口诊法,寸口诊法,尺寸诊法等,这里就不再一一赘述了。

扁鹊对脉学的贡献很大,立论最早,因此在《史记》中有记载曰:"至今天下言脉者,由扁鹊也。"惜无专书流传后世,甚为遗憾。

西晋王叔和所著的《脉经》,是我国传世的第一部脉学专著,他整理了我国历代名医的脉法精华,并结合个人的临床经验和实践心得,将脉学的种类分析归纳为24种,并采取了诊脉独取寸口的方法,明确了寸、关、尺三个诊脉部位,为中医脉学奠定了理论基础。

对中医脉学贡献较大的还有:东汉的张仲景,在他的《伤寒论》与《金匮要略方论》两部著作中,各篇章标题均以"辨某某病脉证并治"为篇首。可见,张仲景的辨证论治学说,是以脉象作为辨病与诊断的重要依据的。他在脉象分类上,提出阴阳两大类,凡阴病见阳脉者生,阳病见阴脉者死。这是张仲景在脉学上的一大贡献。

此外,唐代的孙思邈、明代的李时珍、清代的林之翰,也分别在脉学方面有所创新。尤其是明代李时珍著有《濒湖脉学》,此书以歌括形式编写而成。文字通俗,易学易懂,便于记诵,实为初学中医者必读之书,至今仍为广大医界所喜阅,亦为我国传统的中医师传徒教学的工具书之一。

总之,中医的脉学起源于《黄帝内经·素问》及《难经》,发展于《脉经》,普及于《濒湖脉学》。是我国历代医家对疾病不断认识的过程和通过反复实践、总结积累的一种简便、实用的诊断方法,从而逐渐形成具有系统理论的一门学科。新中国成立以后,在党的光辉政策指引下,中医脉学理论又有了新的发展和突破。为了继承和发扬祖国医学遗产,有必要进一步研究整理和提高。由于现代科学的不断发展,运用高科技的手段对中医脉学进行研究,这为发展中医学创造了有利的条件,使其更好地为人民的医疗保健事业服务。

二、脉 的 形 成

人体血液在全身运行,周流不息,心脏之收缩将大量新鲜血液,输送到全身各部组织器官,机体末梢血液回流于静脉,复入心脏,周而复始,如环无端。脉搏的形成就是由于心脏的收缩,左心室将血液排送到动脉血管内,冲击血管壁所引起的波动,这一波动现象正是中医所称之脉象,以此作为诊察人体内五脏六腑病情的依据。如《素问·五藏生成篇》中曰:"心之合脉也",又曰:"诸血者皆属于心",《素问·脉要精微论》中又曰:"夫脉者,血之府也",《素问·六节藏象论》曰:"心者,生之本,神之变也,其华在面,其充在血脉",《灵枢·决气篇》曰:"壅遏营气,令无所避,是谓脉"。这是说动脉血管就像隧道或堤岸一样,限制着营气血液,在一定的通道内流动,不使它向外妄行,这就是中医所说的脉。因为五脏六腑之气,皆通于脉。如

《灵枢·脉度篇》中曰："……阴脉荣其藏,阳脉荣其腑,如环之无端,莫知其纪,终而复始,其流溢之气,内溉藏腑,外濡腠理。"因此,当脏腑生理发生变化时,便会影响血液在血管中正常的运行,脉搏随之亦会发生变化,而形成病脉,如出现浮脉即为风邪,属表证;出现沉脉即为里证;迟脉即为寒邪;数脉即为热邪;实脉即为实证;虚脉即为虚证等。

中国古代医家以此作为诊断疾病的手段之一,因此就形成了"脉法"。

三、脉名的分类与脉象的归类

(一)脉名的分类

历代中医有关脉名的分类很多,各家意见分歧,始终未能达到统一,显得杂乱无章,使后人难以辨认和掌握,尤其是古老的医学文献记载了许多奇异古怪的脉名,仅从《黄帝内经·素问》一书中就可以找到如省客、如丸泥、如横格、如火薪然、如颓土、如偃刀等,计21种。在《难经》中有关、格、复、溢的记载。《伤寒论》中有纵、横、逆、顺、溢等23种。有些脉名在后世医书中已经找不到了,可能是由于脉象玄虚,不切合临床实际而被废弃了。

根据历代医学文献记载,在临床中比较实用,沿用至今的脉名仍继续保存了下来。如晋·王叔和的《脉经》将脉象分为24种,五代·高阳生的《脉诀》分为23种,宋·陈无择的《三因方》分为24种,元·滑寿的《诊家枢要》分为30种,元·齐德之的《外科精要》分为24种,明·李中梓的《诊家正眼》分为28种,明·李时珍的《濒湖脉学》分为27种,明·张介宾的《景岳全书》分为16种,清·张璐的《诊宗三昧》分为32种,清·周学霆的《三指禅》分为27种,清·林之翰的《四诊抉微》分为28种,清·黄宫绣的《脉理求真》分为30种。其中以清代的张璐提出的脉名最多,为32种(清、浊二脉已被淘汰),明代的张介宾提出的最少,为16种,而明代李时珍提出的27种脉名,在临床中最实用、最普遍。

（二）脉象的归类

前人对繁多的脉象归类很不一致,如《黄帝内经·素问》有脉合阴阳之说;《难经》以浮、滑、长为阳,沉、短、涩为阴,分为阴阳两大纲;张仲景在《伤寒论》中也将脉象分为两大类,其阳脉是浮、大、数、动、滑,阴脉是沉、涩、弱;王叔和在《脉经》中以阴阳为总纲,以浮、滑、长为阳,沉、短、涩为阴;李时珍以浮、沉、迟、数为四大纲;崔嘉言亦以浮、沉、迟、数为四纲;张景岳以浮、沉、迟、数、细、大、短、长为八纲;费伯雄以浮、沉、迟、数、滑、涩、虚、实为八纲。由此可见,古人对脉象的归类方法,多以浮、沉、迟、数四纲为准则,阴阳是总纲,其中可以包括表浮、里沉、热数、寒迟的两个阴阳对立方面,同时亦包括有力为实、无力为虚的两个对立方面。所以,直至现在,仍以浮、沉、迟、数、虚、实为纲,浮、数、实为阳,沉、迟、虚为阴,总归于阴、阳两大纲。如此的脉象归类方法,是最符合中医理论学说的。

　　现将脉象的几种归类方法简介如下:

1. 阴阳归类法

　　第一类:阳(浮),如浮、洪、芤、濡、革、散脉。

　　第二类:阴(沉),如沉、伏、牢、细脉。

　　第三类:阳(数),如数、滑、动、促、疾脉。

　　第四类:阴(迟),如迟、缓、涩、结脉。

　　第五类:阳(实),如实、紧、弦、长脉。

第六类：阴（虚），如虚、短、弱、微、代脉。

2. 现代归类法

第一类：脉象以深度为主：如浮、洪、芤、濡、微、散、革、沉、伏、牢、弱脉。

第二类：脉象以强度为主：如实、虚脉。

第三类：脉象以形态为主：如弦、紧、长、短、细、涩、滑、动脉。

第四类：脉象以速度为主：如迟、数、缓、疾脉。

第五类：脉象以节律为主：如促、结、代脉。

四、分部诊法与寸口脉的定位方法

（一）分部诊法

分部诊法始于周秦汉初时，如《黄帝内经·素问》和《史记·扁鹊仓公列传》等文献记载中，有三部九候诊法、人迎脉口诊法、尺寸诊法、寸口诊法等。至晋代王叔和时，对于独取寸口诊法才有了明确的准则，从而代替了古代各种诊脉法，为中医脉学奠定了完整的理论基础，兹分述如下。

1. 三部九候诊法 古代医生在很早以前就发现，在病位附近的动脉搏动处诊脉，即可察知全身疾病的变化情况，如《难经·第一难》中曰："十二经皆有动脉独取寸口以决五藏六府死生之法"，即是说：人体全身的十二经在各部位上都有动脉搏动的现象，以此作为诊脉的一种方法。三部九候诊法由此而产生。如《素问·三部九候论篇》中曰："……人有三部，部有三候，以决死生，以处百病，以调虚实，而除邪疾。帝曰：何谓三部？岐伯曰：有下部，有中部，有上部，部有三候，三候者，有天，有地，有人也。必指而导之，乃以为真。上部天，两额之动脉；上部地，两颊之动脉；上部人，耳前之动脉；中部天，手太阴也；中部地，手阳明也；中部人，手少阴也；下部天，足厥阴也；下部地，足少阴也；下部人，足太阴也。故下部之天以候肝，地以候肾，人以候脾胃之气。帝曰：中部之候奈何？岐伯曰：亦有天，亦有地，亦有人。天以候肺，地以候胸中之气，人以候心。帝曰：上部以何候之？岐伯曰：亦有天，亦有地，亦有人。天以候头角之气，地以候口齿之气，人以候耳目之气。三部者，各有天，各有地，各有人。三而成天，三而成地，三而成人，三而三之，合则为九。"此段经文的记述是中医最古老的一种三部九候诊脉方法，它属于一种全身性遍体诊脉法，现已不采用。

除上述之外，对"三部九候诊法"，还有另外一种说法，如《难经·第十八难》中曰："脉有三部九候，各何主之？然：三部者，寸关尺也，九候者，浮中沉也。上部法天，主胸以上至头之有疾也；中部法人，主膈以下至脐之有疾也；下部法地，主脐以下至足之有疾也。"《难经》中将全身性诊脉法（三部九候诊法）解释为寸、关、尺中的浮、中、沉、候脉诊法，录此以供参考。

2. **人迎脉口诊法** "人迎脉口诊法"是古代医生采用人迎（指颈动脉）和寸口脉（指桡动脉）互相结合的一种诊脉方法。如《灵枢·论疾诊尺篇》中曰："人病，其寸口之脉，与人迎之脉大小等，及其浮沉等者，病难已也。"《黄帝内经·素问》中曰："寸口主中，人迎主外，两者相应，俱往俱来，若引绳大小齐等，春夏人迎微大，秋冬寸口微大，如此者，名曰平人。人迎大一倍于寸口，病在少阳，人迎二倍，病在太阳，人迎三倍，病在阳明……，人迎四倍者，且大且数，名曰外格，死不治……。寸口大于人迎一倍，病在厥阴，寸口二倍，病在少阴，寸口三倍，病在太阴……，寸口四倍，名曰内关，内关者，且大且数，死不治……"。此论述根据人迎主外,主阳;寸口主里、主阴的法则,从两个方面互相参照来进行诊断,它比遍体诊法简单易行,可见已经有了很大的进步,但现在亦不予采用。

3. **尺寸诊法** "尺寸诊法"是诊察寸口脉与指触寸口脉以下至尺泽一段皮肤温度相结合的一种诊脉方法。以此作为诊断疾病的依据。如《灵枢·论疾诊尺篇》中曰:"审其尺之缓急大小滑涩,肉之坚脆,而病形定矣……。尺脉滑,其淖泽者,风也。尺肉弱者,解㑊,安卧脱肉者,寒热,不治。尺肤滑而泽脂者,风也。尺肤涩者,风痹也。尺肤麤如枯鱼之鳞者,水泆饮也。尺肤热甚,脉盛躁者,病温也。其脉盛而滑者,病且出也。尺肤寒,其脉小者,泄,少气。尺肤炬热,先热后寒者,寒热也;尺肤先寒,久尺之而热者,亦寒热也。"《素问·平人气象论》中曰:"人一呼脉三动,一吸脉三动而躁,尺热曰病温,尺不热脉滑曰病风,脉涩曰痹。"诊尺肤的同时,亦是视诊与触诊相结合的一种诊断方法,现在医者亦多不采用。

4. **寸口诊法** 因为上述几种诊脉法,在临床中使用很不方便,所以,历代医家一致采用寸口诊法,从而取代了其他古老诊脉方法,使寸口诊法成为中医脉法的中心。其优点是：准确性强，方便易行，可以测知全身各部的疾病。临床应用价值很高，所以一直沿用至今。

独取寸口的诊脉方法，始于扁鹊，完善于晋代的王叔和。如《难经·第一难》中曰："十二经皆有动脉，独取寸口，以决五藏六府死生吉凶之法，何谓也？然：寸口者，脉之大会，手太阴之脉动也。人一呼脉行三寸，一吸脉行三寸，呼吸定息，脉行六寸。人一日一夜，凡一万三千五百息。脉行五十度，周於身，漏水下百刻，荣卫行阳二十五度，行阴亦二十五度，为一周也，故五十度复会于手太阴寸口者，五藏六府之所终始，故法取於寸口也。"《难经·第二难》中又曰："脉有尺寸，何谓也？尺寸者，脉之大要会也。以关至尺是尺内，阴之所治也；从关至鱼际是寸口内，阳之所治也。故分寸为尺，分尺为寸。故阴得尺内一寸，阳得寸内九分，尺寸终始一寸九分，故曰尺寸也。"《素问·五藏别论篇》中曰："气口何以独为五藏主？岐伯曰：胃者，水谷之海，六府之大源也。五味入口，藏于胃，以养五藏气，气口亦太阴也。是以五藏六府之气味，皆出于胃，变见于气口。"寸口是指手腕的桡动脉，腕内廉上侧，有骨稍高，曰高骨。从鱼际至高骨的距离约有一寸,故名曰寸;从尺泽至高骨的距离约有一尺,故名曰尺;高骨介于尺寸之间,故名曰关。诊脉时医者先以中指接触高骨,是谓之关部,示指所接触之部位为寸部,无名指接触之部位为尺部,此即为寸、关、尺三部之诊法也。如李时珍在《濒湖脉学·四言举要》中曰:"初持脉时,令仰其掌,掌后高骨,是谓关上。关前为阳,关后为阴,阳寸阴尺,先后推寻。"可是,古时候诊脉,尚注重全身诊察法,不仅限于寸口,而是相互参照以定夺病情。如《素问·六节藏象论篇》中曰:"故人迎一盛病在少阳,二盛病在太阳,三盛病在阳明,四盛已上为格阳。寸口一盛,病在厥阴,二盛病在少阴,三盛病在太阴,四盛已上为关阴。人迎与寸口俱盛四倍以上为关格,关格之脉赢,不能极于天地之精气,则死矣。"近代医生诊脉单持寸口,而废弃全身诊察之法,可得知各脏器之虚实寒热,已成为中医诊断的重要手段。并使"寸口诊法"逐渐得到完善,逐渐系统化,形成一套完整、独立的学科。

(二)寸口脉的定位方法

在独取寸口的诊法中,从古至今,仍然存在着一个寸、关、尺脏腑定位的分歧问题,一直未能得到统一。早在秦汉时期就已经萌发了有关寸、关、尺脉的脏腑所属定位法。《黄帝内经·素问》一书亦早已记载了这方面的论述。如《素问·脉要精微论》中曰:"尺内两旁,则季胁也,尺外以候肾,尺里以候腹。中附上,左外以候肝,内以候膈,右外以候胃,内以候脾。上附上,右外以候肺,内以候胸中,左外以候心,内以候膻中。前以候前,后以候后。上竟上者,胸候中事也;下竟下者,少腹腰股膝胫足中事也。"此段经文中所谓:"上附上","中附中","尺内"者,即指寸、关、尺三部而言。日人丹波元简认为这节经文系指尺肤诊法,日本学者还有认为是指腹诊法等,这里就不多加以讨论了。

早在《难经》中已经根据五行相生相克的规律,将左右两手寸、关、尺三部分别与脏腑十二经脉相互配合,并且两者配合排列有序,有条不紊,如《难经·第十八难》中曰:"脉有三部……",《难经·第三难》中曰:"关之前者,阳之动也,……关以后者,阴之动也……"。张仲景在《伤寒论》中提及尺寸较多,而提及关脉则相对较少,只重视脉的阴阳分配法,并没有重视到脉的脏腑分配法,直到西晋王叔和时才有了新的发挥,在他所著的《脉经·两手六脉所主五脏六腑阴阳逆顺》中曰:"肝、心出左,脾、肺出右,肾与命门,俱出足部。魂、魄、谷、神,皆见寸口。左主司官,右主司府……"。同时又在《脉经·分别三关境界脉候所主第三》中曰:"从鱼际至高骨(其骨自高),却行一寸,其中名曰寸口。从寸至尺,名曰尺泽,故曰尺寸。寸后尺前名曰关,阳出阴入,以关为界。阳出三分,阴入三分,故曰三阴三阳……"。可见,寸口诊脉法及其寸、关、尺三部脏腑分属的定位,最早源于《黄帝内经·素问》及《难经》,直至《脉经》,即有了比较具体的论述。以后,历代各医家提出很多有关寸口脉脏腑分属的不同说法,如唐代的孙思邈、元代的滑寿、明代的李中梓、李时珍、张介宾等,俱各有论。现将各医家寸、关、尺脏腑分属部位的不同方法简介如下(表1)。

从表1中可以看出,左右手两寸部和两尺部的脏腑定位很不一致,而两关部的脏腑定位基本相同。一般认为下列表中脏腑的寸、关、尺三部的定位方法较为合理,现仍为中医临床广泛应用(表2)。

表 1 历代各医家对寸、关、尺脏腑分属定位法

医家姓名	左手						右手					
	寸	关	尺				寸	关	尺			
王叔和	心、小肠	肝、胆	肾、膀胱				肺、大肠	脾、胃	三焦、命门			
孙思邈	心	肝	肾				肺	脾	肾			
滑寿	心、小肠	肝、胆	肾、膀胱				肺、大肠	脾、胃	三焦、心包			
李中梓	心、膻中	肝、胆	肾、膀胱、小肠				肺、胸中	脾、胃	肾、大肠			
张介宾	心、心包	肝、胆	肾、膀胱、大肠				肺、膻中	脾、胃	三焦、小肠、肾、命门			
李时珍	心、膻中	肝、胆	肾、小肠				肺、胸中	脾、胃	肾、大肠			
李东垣	心、小肠	肝、胆	肾、膀胱				肺、大肠	脾、胃	命门、三焦			
喻嘉言	心、小肠	肝、胆	肾、膀胱、大肠				肺、大肠	脾、胃	肾、三焦、小肠			
秦越人	心、小肠	肝、胆	肾、膀胱				肺、大肠	脾、胃	心包、三焦			

表 2　寸、关、尺脏腑分属定位法

部位	左手	右手
寸	心、小肠	肺、大肠
关	肝、胆	脾、胃
尺	肾、膀胱	命门、三焦

此定位法系根据李东垣法,歌曰:右肺大肠脾胃命,左心小肠肝胆肾。

上述寸、关、尺脏腑分属定位方法,虽然并无充分的理论根据,但中医历经几千年的临床实践,证明还是有一定道理的。但是,直至目前还无法解释。如《金匮要略·胸痹心痛短气病脉证治篇》中曰:"胸痹之病,喘息咳唾,胸背痛,短气,寸口脉沉而迟,关上小紧数,栝蒌薤白白酒汤主之。"此段描述胸痹从症状与脉象上看,寸脉所以沉迟,关脉之小而紧数,即是阳气失去它本来的职位,而阴气乘而代之。所以治宜辛温行阳,消散痰浊之法,对于治疗上焦阳虚,下焦阴盛的胸痹证是一张有效的方剂。

临证所见以数脉为例:如左寸为心,见数脉为君火亢盛;左关为肝胆,见弦数为肝胆积热;左尺候肾与膀胱,见数为膀胱湿热;右寸候肺,见数为肺家热；右关候脾胃，见数为胃家有热；右尺候命门及下焦之疾，见数为命门火盛。当然，脏腑之病变不一定全部都会反应在寸口脉之上，所以临床不可过于拘泥，如周学霆在《三指禅》中所言甚好，应以"分而不分，不分而分"之原则为妥。又如清代黄宫绣的《脉理求真》中曰："持脉之道，贵乎活泼，若拘泥不通，病难以测。姑以部位论之：如左寸心部也，其候在心与膻中；右寸肺部也，其候在肺与胸中；左关肝部也，其候在肝胆；右关脾部也，其候在脾胃；左尺肾部也，其候在肾部膀胱小肠；右尺三焦部也，其候在肾与三焦命门大肠；……头痛在上，本应寸见，而少阳阳明头痛，则又在于两关；太阳头痛，则又在于左尺，是痛在于上者，又不可以上拘矣。淋遗在下，本应尺求。而气虚不摄，则病偏在右寸；神衰不固，则病偏在左寸，是淋遗在下者，又不可以下拘矣。中气虚而吐泻作，则吐似在于寸，泻亦应在于尺；如何偏于关求以固脾胃。二气混而中道塞，则治应在两关；如何偏宜升清以从阳，苦降以求阴，则病在于上中下者，又不可尽以所见之部拘之矣，部位难拘如此。"以上论述很有参考价值，今摘录之，以供参考。

五、诊脉方法与诊脉注意事项

（一）诊脉方法

诊脉的方法正确与否，是决定诊断效果的关键。因此必须正确掌握诊脉方法，才能够达到预期的效果。诊脉方法大致包含以下几个方面。

1. **诊脉的时间**　历代医家十分强调诊脉的时间。最佳的诊脉时间，通常要在病人安静之时进行。因为，如果病人正处于惊恐、兴奋、紧张之时，皆可引起真实脉象的异常变化。医者皆知，脉的搏动与气血的活动情况有着密切的关系。古代医家认为：诊脉的时间适宜在早晨尚未活动，未进饮食之前进行。虽然临床上不可能做到这一点，但是，足已说明古时候医家对于诊脉的态度是何等认真。如《素问·脉要精微论》中曰："诊法常以平旦，阴气未动，阳气未散，饮食未进，经脉未盛，络脉调匀，气血未乱，故乃可诊有过之脉。"清·黄宫绣在《脉理求真·四宫脉要》中曰："凡诊病脉，平旦为准，虚静凝神，调息细审。"因为在早晨人的机体内外环境均较安静，气血调匀，脉象才能如实反映病情,是诊脉的最佳时间,但限于条件,不必过于拘泥,其他时间也可以诊有过之脉。如明·汪机曰:"若遇有病则随时皆可以诊,不必以平旦为拘也。"

2. 医生调息 医生在诊脉时必须注意自身调息,首先要平心静气,聚精会神、贯注指下,才能够诊得真实的脉象。如《素问·脉要精微论》中曰:"是故持脉有道,虚静为保。"《诊家正眼》中曰:"凡诊脉之道,必须调平自己气息。"因为古时候没有钟表计时,是医生采用自己的呼吸定时间(一呼一吸称为一息)来计算病人脉搏跳动的次数,以辨脉象的迟数。因为,正常人每分钟呼吸为 18 次,每呼吸一次时,脉搏跳动 4 次,计算呼吸共计 72 次,正常人每分钟的脉搏跳动次数正好也是 72 次。可见,古人以呼吸定息测脉动的次数是有一定科学道理的。

3. 诊脉时病人的体位和医生的指法 诊脉时病人的体位和医生的指法尤为重要。应嘱病人端坐或采取仰卧的姿势,将前臂自然平展,放在比较柔软的脉枕之上,手掌朝上,医生将示指、中指、无名指的指端分别触放在寸、关、尺三个部位上。医生应将中指略为弯曲,使三个指头平齐,节节相对,应用指腹分别触及寸口部位,以候各脏腑之病情所在。正确的诊脉方法是:首先以中指取掌后的高骨,定为关部(即桡侧的桡动脉骨茎突处),其余两指分别再取寸与尺两个部位,关前定为寸脉,关后定为尺脉。并且要根据病人的体格长短肥瘦的不同,来决定寸与尺之间的距离远近。如长瘦形的病人,臂较长者,诊脉时下指的距离可以相应疏远些,若体格是肥胖型的,而且臂亦较短者,下指时的距离可以密近些。如《诊家枢要》中曰:"人臂长则疏下指,臂短则密下指。"诊脉下指的力度应由轻渐重,采用浮取、中取、重取三种方法,以辨脉的深度。如《诊家枢要》中又曰:"轻手循之曰举,重手取之曰按,不轻不重,委曲求之曰寻。初持脉,轻手候之,脉见皮肤之间者,阳也,腑也,亦心肺之应也。重手得之,脉附于肉下者,阴也,藏也,亦肝肾之应也。不轻不重而中取之,其脉应于血肉之间者,阴阳相适,中和之应,亦脾胃之候也。若浮中沉不见,则委曲求之,若隐若现,则阴阳伏匿之脉也,三部皆然。"又《难经·第五难》中曰:"脉有轻重,何谓也? 然:初持脉,如三菽之重,与皮毛相得者,肺部也。如六菽之重,与血脉相得者,心部也。如九菽之重,与肌肉相得者,脾部也。如十二菽之重,与筋平者,肝部也。按之至骨,举指来疾者,肾部也。故曰轻重也。"

然后,再察其脉的速度,以辨脉的迟数;知其脉的强度,以辨脉的属性。总之,不外乎举、按、寻、推、竟五种。所谓"举"即是轻取,可诊得浮脉;"按"即是重取,可诊得沉脉;"寻"即是中取,下指不轻不重,可诊得缓脉;"推"即是随时微微挪移指位,前后推测,可诊得芤脉之类;"竟"即是上下揣摩,可诊得长短之类脉也。

此外,诊脉下指有单按与全按之别。单按脉即以一个指头按寸部、关部或尺部;全按是三个指头齐按寸关尺。如果只从表面上看,诊脉都是三指齐按,而实际是三个指头在逐个地反复寻按各自部位的脉象。如《四诊抉微》中曰:"凡诊先以三指齐按,所以察其大纲,如阴阳表里,上下来去,长短溢脉覆脉之类是也。后以逐指单按,所以察其部分,每部下指,先定经脉时脉,以审胃气,分表里、寒热、虚实,辨气分血分,阴阳盛衰,脏腑所属,浮候,中候,沉候,以消息之断病,何部异于众部,便属此部有病,候其盛衰之极者,以决之,在上上病,在下下病,左曰左病,右曰右病。"

4. 候脉 诊脉必须讲求严肃性,绝不能草率行事,否则就难以辨清脉象的真伪。如《灵枢·根结篇》中曰:"一日一夜五十营,以营五藏之精,不应数者,名曰狂生。所谓五十营者,五藏皆受气,持其脉口,数其至也。五十动而不一代者,五藏皆受气;四十动一代者,一藏无气;三十动一代者,二藏无气。二十动一代者,三藏无气;十动一代者,四藏无气;不满十动一代者,五脏无气。予之短期,要在终始。所谓五十动而不一代者,以为常也。以知五藏之期,予之短期者,乍数乍疏也。"所以说,持脉必须候得脉搏跳动50次以上,或者延长2~3个50次,一般需要5~10分钟为宜,如此才可以了解五脏的全部情况。故而张仲景在《伤寒论》序中曰:"动数发息,不满50,短期未知决诊,九候曾无仿佛,……夫欲视死别生,实为难矣。"他严肃地批判了那些仓促持脉、草率做出诊断的医生。告诫后世医者,候脉必满50,只有这样才能达到"视死别生"的目的。

(二)诊脉注意事项

在诊脉之时,医生要注意自己手指的温度是否正常。如果手指太凉,直接去给病人诊脉,就会引起脉象的改变。正常人的脉象和缓而均匀,平滑柔软,脉的跳动每分钟大约为 72 次,妇女月经期或 5 周岁以下的儿童以及身体素弱者脉率均可增快;劳动或运动之后的脉率亦可略速,而体健之运动员脉率则稍为迟缓。此外,饭后、酒后、吸烟、饮浓茶或咖啡等,均可以使脉率增快。如果病人正处于惊恐、兴奋、紧张,或情志改变,寒冷刺激,高温炎热等,均可能引起真实脉象的异常变化。鉴于上述几种情况,临证时必须特别注意,以免发生误诊,贻误病情《素问·经脉别论篇》中曰:"黄帝问曰:人之居处,动静勇怯,脉亦为之变乎?"岐伯对曰:"凡人之惊恐,恚劳动静,皆为变也,……故曰:诊病之道,观人勇怯,骨肉皮肤、能知其情,以为诊法也。"人的喜怒忧思悲恐惊,七情所伤,脉象也会随着发生改变。如:喜伤心,则脉必散;怒伤肝,则脉必弦;忧思伤脾,则脉必缓;悲伤肺,则脉必短;恐伤肾,则脉必沉;惊则气,乱则脉必动。上述这些脉象的表现,是情与脉相应为顺,反此者为逆。

此外,脉象和气候的关系甚为密切,因为自然界的变化会直接影响人的生理功能,所以,随着不同季节的转化而会出现不同的脉象。如《濒湖脉学·四言举要》中曰:"春弦夏洪,秋毛冬石,四季和暖,是谓平脉"。凡属四季平脉者,均属正常脉象,如见是脉,应排除病脉,才不至于有误矣。

六、几种特殊脉象的临床意义

(一)反关脉

反关脉是寸口常见的一种畸形脉象。《脉理求真》中曰:"脉有反关,动在臂后,别由列缺,不干证候。"《三指禅》中曰:"寸口为脉之大会,诊家于此候吉凶死生,间有脉不行于寸口,由肺列缺穴,斜刺臂侧入太阳阳谿穴,而上示指者,名曰反关。"又曰:"脉反其关者,得天地之偏者也,然偏也,非病也,均之得气以生也,其三部定位,与寸口无异。"历代医家对反关脉的种种论述,均认为是一种先天性的异常脉象,与疾病的变化关系不大,但有时亦可见到由于外伤而引起者。反关脉的种类很多,有单反关、双反关、斜飞脉,亦有正位脉合反关脉,还有单纯反关者,这都是桡动脉走行的异常现象,对临床意义不大,不拟作重点讨论,故从略。

（二）六阳脉和六阴脉

由于个体的差异,在平素无病时而出现的浮、沉、强、弱、或者滑、大、微、细等脉象,有时可以认为是正常脉。浮、滑、大者皆为阳脉;沉、弱、细者皆为阴脉,此即所谓:"六阳脉和六阴脉"。张介宾曰:"持脉之道,须明常变,凡众人之脉,有素大素小,素阴素阳者,此其赋之先天各成一局也。"故诊得此脉者对临床诊断意义不大。古时有称"六阳脉和六阴脉"为"禀赋脉"。如《四诊抉微》中曰:"禀赋脉,六阳脉,六部健旺,六阴脉,六部如丝。仁斋曰:阳脉虽病寒常浮洪,阴脉虽病热常微细。钱君颖曰:禀阳藏者便燥。能饮冷、恶辛辣、不受补剂、畏热喜凉;禀阴藏者便溏、喜热饮、饮冷即泻、喜辛辣、畏冷。"所以,临证时必须结合临床症状与望、闻、问三诊互参,仔细辨证,方才不至于发生误诊。

（三）四季平脉与四方平脉

1. 四季平脉 人之所以能够在大自然中生存,必须对自然环境具有一定的适应能力。自然界的各种异常变化,皆可以影响人体的生理活动,此种生理活动的不断变化以保持人体的平衡,即所谓"天人合一"之道理。所以说,人体生理活动与自然环境有着密切的关系。机体各器官随着气候的变化而发生变化,这种变化从脉象上亦可以表现出来。如《素问·脉要精微论》中曰:"万物之外,六合之内,天地之变,阴阳之应,彼春之暖,为夏之暑,彼秋之忿,为冬之怒。四变之动,脉与之上下,以春应中规,夏应中矩,秋应中衡,冬应中权。"《素问·玉机真藏论》中曰:"春脉如弦,何如而弦？岐伯曰:春脉者肝也,东方木也,万物之所以始生也,故其气来,软弱轻虚而滑,端直以长,故曰弦,反此者病。……夏脉如钩,何如而钩？岐伯曰:夏脉者心也,南方火也,万物之所以盛长也,故其气来盛去衰,故曰钩,反此者病。……秋脉如浮,何如而浮？岐伯曰:秋脉者肺也,西方金也,万物之所以收成也,故其气来,轻虚以浮,来急去散,故曰浮;反此者病。……冬脉如营,何如而营？岐伯曰:冬脉者肾也,北方水也,万物之所以合藏也,故其气来,沉以搏,故曰营反此者病。"春温夏热、秋凉冬寒,四季气候不同。春令气候虽然渐温,但冬季余寒未解,由寒转温之过程中,人体内各种生理功能亦由收敛而渐渐舒散,故多见弦脉。夏令气候炎热,人体生理功能呈舒展放散之状态,故多见洪脉。秋令由热转凉,人体生理功能由发散而渐收敛,故多见浮脉。冬令气候严寒,人体之毛孔及血管呈收缩状态,体温潜藏于内,故多见沉脉。《难经·第十五难》中曰:"经言春脉弦、夏脉钩、秋脉毛、冬脉石,是王脉耶? 将病脉也? 然:弦钩毛石者,四时之脉也。春脉弦者……濡弱而长,故曰弦。夏脉钩者……来疾去迟,故曰钩。秋脉毛者……轻虚以浮,故曰毛。冬脉石者……沉濡而滑,故曰石。此四时之脉也。"又曰:"……春脉弦,反者为病,何谓反……春脉微弦曰平,弦多胃气少曰病,但弦无胃气曰死,春以胃气为本;夏脉钩,反者为病,何谓反……夏脉微钩曰平,钩多胃气少曰病,但钩无胃气曰死,夏以胃气为本;秋脉毛,反者为病,何谓反……秋脉微毛曰平,毛多胃气少曰病,但毛无胃气曰死,秋以胃气为本;冬脉石,反者为病,何谓反……冬脉微石曰平,石多胃气少曰病,但石无胃气曰死,冬以胃气为本。"如《素问·平人气象论》中亦曰:"平人之常气禀于胃,胃者平人之常气也;人无胃气曰逆,逆者死。春胃微弦曰平……夏胃微钩曰平……长夏胃微软弱曰平……秋胃微毛曰平……冬胃微石曰平,""春弦"、"夏洪"、"秋毛"、"冬石"统称为四季正常脉,但以胃气的多少作为衡量的标准,有胃气者(指有神之脉)为正常,少胃气者(指少神之脉)为病,无胃气者(指无神之脉)为死。四季脉象的生理变化,可能是由于机体内受气候变化和大气压对人体的影响所致。还有逆四时之脉者,如《素问·玉机真藏论》中曰:"脉从四时,谓之可治……脉逆四时,为不可治……所谓逆四时者,春得肺脉,夏得肾脉,秋得心脉,冬得脾脉,其至皆悬绝沉涩者,命曰逆四时;未有藏形,于春夏而脉沉涩,秋冬而脉浮大,名曰逆四时也。"凡肺脉者,浮涩而短;肾脉者,沉石而涩;心脉者,浮大而散;脾脉者,脉象和缓。古代医家有"五脏不同,各有本脉"之说,如《脉理求真·四言脉诀》中曰:"五脏不同,各有本脉,左寸之心,浮大而散;右寸之肺,浮涩而短;肝在左关,沉而弦长;肾在左尺,沉石而濡;右关属脾,脉象和缓;右尺相火,与心同断。"此所谓五脏平脉,临证时必须仔细辨认。

2. 四方平脉 中国地域辽阔,四方气候及生活习惯各有差异,各地方居民之体质亦不相同,其脉象亦随之发生微妙的变化,如东方之地,气候温暖湿润,其民脉多微弦;南方之地炎热潮湿,其民脉多微洪;西方之地,气候清肃干燥,其民脉多微浮;北方之地,气候寒冷冰冻,其民脉多微沉。这是四方之平脉,仅供临床参考。

(四)真脏脉

真脏脉是五脏真气败露的脉象(即指无胃、神、根之脉)。正常的脉象以胃气为本;胃气者,指脉象不大不小,不快不慢,和缓悠扬。有胃则生,无胃则死,无胃气之脉,即为"真脏脉"。凡出现这种脉的病人均属危重、预后多不良。如《素问·平人气象论》中曰:"平人之气常禀于胃,胃者,平人之常气也;人无胃气曰逆,逆者死。"又曰:"肝见庚辛死,心见壬癸死,脾见甲乙死,肺见丙丁死,肾见戊己死,是谓真藏见皆死,……人以水谷为本,故人绝水谷则死,脉无胃气亦死。所谓无胃气者,但得真藏脉,不得胃气也。"又曰:"死心脉来,前曲后居,如操带钩,曰心死。……死肺脉来,如物之浮,如风吹毛,曰肺死。……死肝脉来,急益劲,如新张弓弦,曰肝死。……死脾脉来,锐坚如鸟之喙,如鸟之距,如屋之漏,如水之流,曰脾死。……死肾脉来,发如夺索,辟辟如弹石,曰肾死。"《素问·阴阳别论》中曰:"凡持真脉之藏脉者,肝至悬绝急,十八日死;心至悬绝,九日死;肺至悬绝,十二日死;肾至悬绝,七日死;脾至悬绝,四日死。"
又如《玉机真藏论》中曰:"真肝脉至,中外急,如
循刀刃责责然,如按琴瑟弦……,真心脉至,坚而
搏,如循薏苡子累累然……,真肺脉至,大而虚,如
以毛羽中人肤……,真肾脉至,搏而绝,如指弹石
辟辟然……,真脾脉至,弱而乍数乍疏……。诸真
脏脉见者,皆死不治也。"上述经文对真脏脉的脉
象及预后描述得非常细腻,可供临证时参考应用。
《中医名词术语选释》中曰:"真脏脉的出现对诊断
某些慢性病的预后具有一定临床意义,但由于中
西医对脏腑的概念有所不同,临证分析时,不宜生
搬硬套"。

　　真脏脉的出现,多属不治之症,所以,临证时
必须认真分析,尤其重视胃、神、根的情况。如《素
问·平人气象论》中曰:"有胃气则生,无胃气则
死",《素问·移精变气论》中曰:"得神者昌,失神者
亡",《难经·第十四难》中曰:"脉有根本,人有元
气,故知不死"。由此可见,胃、神、根对审察病机、
诊断预后等,具有很重要的意义。

　　以上所讲述的"真脏脉"是无胃、神、根的死证
脉,何谓胃、神、根? 胃即指胃气,神即指脉神,根
即指脉根。现分述如下:

1. 胃脉 胃脉的形成来源于水谷之精气。如《素问·平人气象论》中曰:"人以水谷为本,故人绝水谷则死,脉无胃气亦死"。《素问·玉机真藏论》中曰:"脉弱以滑,是有胃气,命曰易治,取之以时"。所谓胃气者,泛指胃的功能而言,方为名副其实,即《内经》中所指有胃气之"胃脉"。张介宾曰:"五味入口藏于胃,以养五藏气,是以五藏六府之气味,皆出于胃,而变见于气口,可见谷气即胃气"。所以,脉搏之形状从容和缓,不徐不疾,力度均匀,即为有胃气之脉。张介宾又曰:"欲察病之进退吉凶者,但当以胃气为主"。脉若无胃气,无从容和缓之象,即是无胃气的"真脏脉",多属病情危重,预后不良。

2. 脉神 脉搏有神,即为无病,虽病亦无妨。如《诊家枢要》中曰:"脉贵有神"。所谓有神之脉,应当是脉形柔和、来去从容、应指有力、柔和而不失有力。有力而不失和缓,不疾不徐,从容和缓。因为心藏神,主神明,神旺则形体充实,神衰则易于致病。如《素问·移精变气论》中曰:"得神者昌,失神者亡。"如果脉搏无神,病情就很严重了。

3. 脉根 肾为先天之本,为生命之源泉,若肾气充实,肾气不绝,生机尚存,则脉搏亦充实有神,脉根主要反映在尺部上,若寸、关脉不见,而唯独尺脉不绝者,虽病情严重,尚可挽救垂危。所以说:"脉贵有根"。如《难经·第十四难》中曰:"上部有脉,下部无脉、其人当吐,不吐者死;上部无脉,下部有脉,虽困无能为害也,所以然者,譬如人之有尺,树之有根,枝叶虽枯槁,根本将自生;脉有根本,人有元气,故知不死"。如果脉见浮散,鼓动无力,尺脉不见,无根枯绝,是肾败之候,预后较差。但是,临床亦有尺脉不显者,不能误认为是无根之脉,此乃下焦寒湿所致。必须脉以胃、神、根三者互相参照,才不致诊断有误。

总之,脉之胃、神、根三位一体,面面俱到,表明心、脾(胃)、肾三脏功能尚存,无论病情怎样严重,亦会有救治的机会。

(五)七怪脉

七怪脉是指雀啄脉、屋漏脉、釜沸脉、虾游脉、解索脉、鱼翔脉、弹石脉。

这些脉多见于生命垂危的病人,是脏气将绝、胃气衰竭、无胃、神、根等危重证候所出现的七种异常脉象。多见于严重心脏的器质性病变。临床中如遇到这些脉象,必须采用中西医结合进行综合治疗，及时抢救，不能认为七怪脉就是死证候，否则失去了抢救的机会。后悔晚矣。如《四诊抉微》中引"薛氏曰：雀啄诸脉，若因药尅伐所致，急投大补，多有复生者"。《濒湖脉学·四言举要》中曰："真藏既形、胃已无气、参察色证、断之以臆"。这是说，既然脉象已经出现真脏绝脉（包括七怪脉），说明胃气已绝，但必须结合望诊等诊断方法进行综合分析，做到心中有数，能够正确地判断和预测病情。

1. **雀啄脉** 脉象：雀啄连连，止而又作。如雀啄米之状，脉象急数，但脉跳三五至而又忽然止绝，良久复来，节律不齐。

主证：脾脏气绝。多见于严重心脏的器质性病变。

2. **屋漏脉** 脉象：屋漏水流，半时一落，如屋漏滴水之状，许久只滴一滴，间歇时间不匀，脉来十分缓慢。

主证：胃气已绝。多见于房室完全性传导阻滞。

3. **釜沸脉** 脉象：如釜中水，火燃而沸，有出无入，绝无根脚，脉象空浮而疾。

主证：阴阳气绝。多见于阵发性或窦性心动过速，室性心颤等。

4. **虾游脉**　脉象:虾游冉冉,忽然一跃,沉时忽而一浮,杳然不见,隐隐约约,如虾游之状。

主证:膀胱之气绝。多见于垂危病人。

5. **解索脉**　脉象:乍密乍疏,乱如解索,散乱不齐,节律紊乱,如解绳索之状。

主证:为精血竭绝。

6. **鱼翔脉**　脉象:头定尾摇,似有若无,如鱼之翔状,泛泛而浮。

主证:为肾气已绝。

7. **弹石脉**　脉象:弹石沉弦,按之指搏,来迟去疾,脉象沉实,坚硬如指弹石,劈劈而至。

主证:肾绝。亦见于动脉血管硬化的病人。

(六) 男女异脉

《难经·第十九难》中曰:"经言脉有逆顺,男女有常,而反者,何谓也? 然:男子生于寅,寅为木,阳也;女子生于申,申为金,阴也。故男脉在关上,女脉在关下。是以男子尺脉恒弱,女子尺脉恒盛,是其常也。反者,男得女脉,女得男脉也。其为病何如? 然:男得女脉为不足,病在内,左得之病则在左,右得之病则在右,随脉言之也;女得男脉为太过,病在四肢,左得之病则在左,右得之病则在右,随脉言之,此之谓也"。崔嘉言在《四言举要》中曰:"男女脉同,惟尺则异,阳弱阴盛,反此病至"又曰:"左大顺男,右大顺女,本命扶命,男左女右"。根据以上各医家论述,由于男女阴阳属性不同,而在生理上亦会出现不同的脉象,当属正常现象,反此者,则属病脉,故男子属阳,两寸常旺于两尺,左手旺于右手;女子属阴,两尺常旺于两寸,右手旺于左手,其脉搏稍快于男子(亦有特殊体质者例外),乃其常也。

(七)小儿脉

由于小儿气血未盛,经脉未充,乃稚阳稚阴,纯阳之体,脉来一息七至亦为常脉。所以,诊小儿之脉法,医者只用一个拇指寻按小儿的寸口部位,以诊察脉象之动静,七至以上为热,六至以下为寒。但是,因为小儿多惧怕医生,不能与其很好合作,脉象容易改变而失真,所以,对于5岁以内的儿童,常以观察示指内侧虎口之血管(即浅表静脉)纹形为凭,以此作为诊断疾病的依据。此种方法谓之"小儿指纹诊法"。其具体方法是:将小儿的示指划分为三个部位(以每个关节横纹为界):近掌侧第一节为寅位,称为风关;第二节为卯,称为气关;第三节为辰,称为命关。男取左手,女取右手。凡脉纹呈现风关者属病轻,透过气关者属病重,若透过命关时,称为"透关射甲"则属病已危重。

临床上,根据观察脉纹的颜色变化和纹理走向来诊察疾病的变化。检查时必须将小儿示指暴露在自然光线下,医生用左手的示指和拇指握住小儿示指末端(即指腹部),再以右手拇指在小儿的示指腹部即指端的命关向下推循,一直推至近掌关节的风关,指纹明显易见,但切勿反复推揉,更不要由下至上地向相反的方向推看,以免失去指纹的真实性。

正常的指纹在风关隐隐而见,色泽鲜明呈淡紫色。若有病时,指纹的颜色可以改变,如指纹浮现,表示病尚属表;指纹向沉,表示病属里证;指纹颜色淡红,为外感风寒;纹色红紫,为热盛;兼浮为外感风热,兼沉为内热灼盛;纹色淡白,为虚证;纹色青,为惊风;若指纹滞暗,为痰与食;纹色黑者,为瘀血,属重证。如《寿进保元》中曰:"夫小儿五岁以下有病,须看男左女右手,虎口三关纹理,两手示指,本节为风关,中节为气关,第三节为命关,其纹曲直不同,如纹只在本节易治,透过中节为病重,过第三节则难治,惊则纹青,淡红为寒,热在表;深红必主伤寒、痘疹;纹乱则病久;纹细则腹痛多啼,乳食不消;纹粗直射指甲,必主惊风恶候;纹黑如墨,必困重难治。"

小儿指纹诊法三字诀

小儿脉,指纹看,取示指,定三关,

风气命,轻重辨,浮属表,里沉见,

色淡红,是风寒,红紫色,作热断,

青为惊,虚色淡,沉实滞,白是疳,

黄隐现,身无患,若逢黑,医作难。

小儿指纹诊法,只能作为辅助诊断,临证时必须与其他诊法相结合,进行全面分析,才能做出正确的诊断。

(八)古人对妊娠脉的论述

由于妇女的生理特点与男子不同,中医认为女子以血为本,可有经、带、胎、产等疾患,尤其妇女怀孕后脉象的改变,更需要认真地去辨别。妊娠的脉象多见滑数,而滑数之脉象不一定都是怀孕。此外,妊娠期间兼见的病脉,亦须细心地去体察,如兼见腹痛,脉必沉涩,呕吐甚者可见虚数,若见沉细短涩之脉象则胎元不固。现将古人对妊娠

脉的论述选录如下:

《素问·平人气象论》中曰:"妇人手少阴脉动甚者,妊子也。"

《素问·阴阳别论》中曰:"阴搏阳别,谓之有子。"

《素问·腹中篇》中曰:"何以知怀子之且生也?岐伯曰:身有病而无邪脉也"。

《脉经》中曰:"三部脉沉浮正等,按之无绝者,有娠也。妊娠初时,寸微小,呼吸五至,三月而尺数也。脉滑疾,重以手按之散者,胎已三月也。脉重手按之不散,但疾不滑者,五月也。"

《脉经》中曰:"妇人妊娠四月,欲知男女法,左疾为男,右疾为女,俱疾为生二子"。又曰:"尺脉左偏大为男,右偏大为女,左右俱大产二子,大者如实状。"

《脉经》中又曰:"尺中之脉,按之不绝,法妊娠也。"

《脉诀》中曰:"寸微关滑、尺带涩,往来流利,并雀啄"。又曰:"尺大而旺,有胎可庆。"

崔嘉言在《四言举要》中曰:"妇人之脉,以血为本,血旺易胎,气旺难孕,少阴动甚,谓之有子,尺脉滑利,妊娠可喜,滑疾不散,胎必三月,但疾不散,五月可别,左疾为男,右疾为女,女腹如箕,男腹如斧,欲产之脉,其至离经,水下乃产,未下勿惊,新产之脉,缓滑为吉,实大弦牢,有证则逆。"

《濒湖脉学》中曰:"滑脉……女脉调时定有胎"。又曰:"代脉……女子怀胎三月兮。"

《脉义简摩》中曰:"滑脉……男得此无病,女得此有胎,乃真滑脉也。"

《诊宗三昧》中曰:"有因胎病而涩者,然在二三月时有之,若四月胎息成形之后,必无虚涩之理。"

《诊家正眼》中曰:"如怀子而得涩脉,则血不足以养胎。"

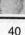

《寿世保元》中曰:"经曰:阴搏阳别谓之有子,此是气血调和,阳施阴化也……尺中之脉,按之不绝者,妊娠脉也,三部沉浮,正等按之,无断绝者有妊也……"

《金匮要略·妇人妊娠病脉证治篇》中曰:"师曰:妇人得平脉,阴脉小弱,其人渴,不能食,无寒热,名妊娠……"

《医学心悟》中曰:"……或谓流利雀啄,亦为孕脉,何也? 答曰:流利者,血正旺,雀啄者,经脉不行,故脉疾而数至,此数月之胎也。"

《脉理求真·四言脉要》中曰："妇人有子,阴搏阳别,少阴动甚,其胎已结,滑疾不散,胎必三月,但疾不散,五月可别,阳疾为男,阴疾为女,女腹如箕,男腹如斧。"又曰："妊娠之脉,实大为宜,沉细弦急,虚涩最忌,半产漏下,脉宜细小,急实断绝,不祥之兆,凡有妊娠,外感风寒,缓滑流利,其脉自佳,虚涩躁急,其胎必堕,胎前下利,脉宜滑小,若见疾涩,其寿必夭。"

古代各医家对妊娠脉象的论述还有很多,这里就不一一列举了。

综上所述,凡妇人怀孕应以脉搏滑利动数为宜,即使体虚之妇,亦当以按尺部脉不绝为佳,假若出现沉细涩弱之脉,皆属血虚之候,即非妊娠之象,虽然怀孕,胎亦难成矣。

七、脉诊在四诊中的地位

四诊,即指望、闻、问、切(脉诊)四种诊断方法。构成了完整的体检过程。在辨证时,脉诊却占有很重要的地位。但是,临证时只有四诊合参,才能确实诊断疾病,绝对不能单纯地依赖脉诊而作为全面诊断的可靠依据。如《难经·第六十一难》中曰:"经言,望而知之谓之神,闻而知之谓之圣,问而知之谓之工,切脉而知之谓之巧,何谓也? 然:望而知之者,望见其五色以知其病,闻而知之者,闻其五音以别其病。问而知之者,问其所欲五味,以知其病所起所在也。切脉而知之者,诊其寸口,视其虚实,以知其病,病在何藏府也。经言,以外知之曰圣,以内知之曰神,此之谓也。"望、闻、问、切是中医临床诊断的主要方法。古代医家把四诊的熟练技巧,称之谓神、圣、工、巧。这说明有关四诊方法的技术掌握水平有高低之分,临床必须认真仔细地进行四诊合参,才能达到万无一失。如《素问·五脏生成篇》中曰:"夫脉之小、大、滑、涩、浮、沉可以指别,五藏之象、可以类推,五藏相音、可以意识,五色微诊、可以目察,能合脉色、可以万全。"此段经文阐述了四诊互参的方法和重要性,只有气色与脉搏相互结合起来进行分析,这对疾病的进一步确诊,就更加可靠了。《素问·脉要精微论》中曰:"切脉动静,而视精明,察五色,观五藏有余不足,六府强弱、形之盛衰、以此参伍、决死生之分。"《素问·征四失论篇》中曰:"诊病不问其始,忧患饮食之失节,起居之过度,或伤于毒,不先言此,卒持寸口,何病能中? 妄言作名,为粗所穷……"清代黄宫绣在《脉理求真》一书中论述更为详尽,如:"脉兼望闻问同察。夫望闻问切,乃属医家要事。若仅以脉为诊,而致以寒为热,以热为寒,以表为里,以里为表,颠倒错乱,未有不伤人性命者矣。况经所云脉浮为风、为虚、为气、为呕、为厥、为痞、为胀、为满不食、为热内结,类皆数十余症。假使诊脉得浮,而不兼以望闻问以究其真,其将何以断病乎。是以善诊脉者,于人禀赋厚薄、形体肥瘦、颜色枯润、声音低昂、性情刚柔、饮食嗜好,及平日脉象偏纯,与今所患病症,是新是旧,是内是外,是阴是阳,并经医士是否药坏?靡不细为详审,然后合于所诊脉象,以断病情,以定吉凶。"从以上论述可以看出,望、闻、问、切四诊合参,在整个诊断过程中的重要性。进行诊脉时,如果不结合其他三种诊法,更不去详细地询问病史,就直接盲目地诊察病人的脉息,随即信口胡言,如此粗枝大叶的诊断方法,及其毫不负责的态度,其后果是不堪设想的。

　　脉诊是中医"四诊"的重要组成部分,是我国古代劳动人民长期在同疾病斗争过程中,通过反复临床实践,不断摸索,不断积累,形成的一种独特的诊断方法。为历代医家广泛应用。但是,在特殊情况下,脉与证是不相符合的,因此,必须根据中医的"辨证论治"的原则,采取舍脉从证,或者是舍证从脉的方法,才能达到预期的目的。以下以三个方面分述之:

1. **舍脉从证** 在通常情况下,浮脉为表,治宜发汗,此其常也。但亦有宜用下者。如《伤寒论》中曰:"若脉浮大,心下反硬,有热属藏者,攻之,不令发汗。"脉沉为里,治宜下之,此其常法也,但亦有宜汗者。如《伤寒论》中曰:"少阴病,始得之,反发热脉沉者,麻黄附子细辛汤主之。"若迟脉为寒,寒者温之,此其常法也,当用干姜,附子之类,如《伤寒论》中曰:"阳明病脉迟,虽汗出不恶寒者,手足濈然汗出者……大承气汤主之。"以上论述皆为"舍脉从证"之法。

2. **舍证从脉** 如表证治宜发汗,此其常法也,但亦有治其里证,此即为"舍证从脉"之法。如《伤寒论》中曰:"病发热,头痛,脉反沉,若不差,身体疼痛,当救其里。"如里证治宜下之,此其常法也,如《伤寒论》中曰:"日晡发热,属阳明经,脉浮虚者,宜发汗。"此以其浮脉而舍其日晡发热之里证。如结胸证悉具,当以大陷胸汤下之,而《伤寒论》中曰:"结胸证,其脉浮大者,不可下,下之则死。"此从其浮脉而治其表也。《伤寒论》中曰："脉浮紧者,法当身疼痛,宜以汗解之。假令尺中迟者,不可发汗,何以知然,以营气不足,血少故也。"这是说:由于营血虚少而脉见迟脉,虽有身疼痛之表证,亦不可发汗,此即为"舍证从脉"之法。

3. **脉证宜忌**　无论是"从证舍脉",或"从脉舍证",都可以悟出一个四诊合参的道理。诊脉在临床应用中具有它的重要性,亦有它的局限性,只有做到脉证互参和其他三诊相互结合,才能充分发挥它的作用。在一般情况下,脉与证是相符合的,如浮脉见于表证,沉脉见于里证。但是,亦有表证见沉脉,里证见浮脉者,这是脉证不相符合,前者为顺脉,后者为逆脉。如暴病,脉来浮洪数实者为顺;久病,脉来和暖细弱者为顺。反之,若新病而脉来沉微细弱;久病而脉见浮洪数实者皆为逆脉。如《素问·平人气象论》中曰："小弱以涩,谓之久病",久病忌见数脉,新病忌见形脱脉,若久病脉象忽而有力,即属危候。凡脉证贵乎相合无异,若脉证相异、顺逆之情况,认真分析,明确诊断,对于预后病情具有重要的临床意义。现将脉证宜忌列表如下,以供参考(表3)。

表3 脉证顺逆表

病证	顺脉	忌脉	备注
中风	浮缓	疾数	
胃痛	沉滑	短涩	
消渴	数大	细弱	
失血	弱小	弦数	
咳嗽	浮滑	沉涩	
下利	沉小	浮洪	
带下	沉滑	急疾	
头痛	浮滑	短涩	
淋证	实大	涩小	
劳瘵	浮滑	细数	
积聚	沉实	虚弱	
黄疸	浮大	微涩	
肠痛	滑数	沉细	
伤寒温病	浮紧洪数	沉微涩小	脉静为顺,脉躁为逆,未汗宜阳脉,已汗宜阴脉

第二章 脉学三字诀

一、浮　脉

（一）脉学三字诀

脉象歌

　　轻取有，重按无，飘飘然，肉上游。

主病歌

　　浮为阳，表证候，秋常见，久病愁；

　　表风热，有力浮，若血虚，无力浮。

分部主病歌

　　左寸浮，是伤风，或风痰，聚在胸；

　　左关浮，腹膨膨，胁胀满，并恶心；

　　左尺浮，膀胱风，尿色赤，痛不通；

　　右寸浮，肺受寒，胸中满，咳而喘；

　　右关浮，脾虚甚，中焦满，食难进；

　　右尺浮，下焦风，二便闭，或浊淋。

（二）各论

脉象

浮脉浮于皮表，轻取即得，重按时则不足。如《脉经》中曰："举之有余，按之不足。"《难经·第十八难》中曰："浮者，脉在肉上行也。"《濒湖脉学》中曰："举之有余，按之不足，如微风吹鸟背上毛，厌厌聂聂，如循榆荚，如水漂木，如捻葱叶。"《脉理求真》中曰："其有所云浮者，下指即显浮象，举之汛汛而流利，按之稍减而不空。"

相类脉

（1）芤脉：浮而大，中间空虚，两边实。《濒湖脉学》中曰："浮大中空乃是芤"。《脉理求真》中曰："芤则如指着葱，浮取得上面之葱皮，却显弦大，中取减小空中，按之又着下面之葱皮而有根据。"

（2）洪脉：浮而大且来时有力，去时则无力。如《濒湖脉学》中曰："拍拍而浮是洪脉，来时虽盛去悠悠"。《四诊抉微》中曰："浮而盛大为洪"。《脉理求真》中曰："洪则既大且数，累累珠联，如循琅玕。来则极盛，去则稍衰"。

（3）虚脉：浮而无力，中间空虚，缓慢且大。如《濒湖脉学》中曰："虚来迟大豁然空"。《四诊抉微》中曰："浮而软大为虚"。《诊宗三昧》中曰："虚则豁然浮大而软，按之不振，如寻鸡羽，久按根底不乏不散。"

（4）濡脉：濡即软也。浮而无力且细小。如《濒湖脉学》中曰："浮而柔细方为濡"。《四诊抉微》中曰："濡脉细软，见于浮分，举之乃见，按之即空。"《诊宗三昧》中曰："濡则虚软少力，应指虚细，如絮浮水，轻手乍来，重手乍去。"

（5）散脉：浮而无力，脉形散漫，至数不拘，似风吹杨花飞舞，飘浮不定。《濒湖脉学》中曰："散似杨花无定踪"。《四诊抉微》中曰："浮而无根内散"。《脉理求真》中曰："散则举之散漫，按之无有，或如吹毛，或如散叶，或如悬雍，或如羹上肥，或如火薪然，来去不明，根蒂无有。"

（6）革脉：浮而弦硬，如按鼓皮，沉取即无，外坚中空。《濒湖脉学》中曰："革脉形如按鼓皮"。《金匮要略·妇人杂病脉证并治篇》中曰："寸口脉弦而大，弦则为减，大则为芤，减则为寒，芤则为虚，寒虚相搏，此名曰革。"《四诊抉微》中曰："浮而弦芤为革"。《脉理求真》中曰："革则弦大而数，浮取强直，而按则中空。"

主证

浮脉多主表证,如外感、发热、恶寒等。有力则为表实,无力则为表虚。血虚及慢性消耗性疾病,亦可出现浮脉。

(1)表证:头痛、发热、恶寒等表证多见浮脉。如《濒湖脉学》中曰:"浮脉为阳表病居",又曰:"浮而有力多风热"。《素问·平人气象论》中曰:"寸口脉浮而盛者,曰病在外。"《伤寒论》中曰:"脉浮者,病在表可发汗,宜麻黄汤。"若表邪未清,热不得泄,小便不利而渴,脉亦见浮。如《金匮要略·消渴小便不利淋病脉证并治篇》中曰:"脉浮,小便不利,微热消渴者,宜利小便发汗,五苓散主之。"

(2)虚证:血虚、里虚亦可以出现浮脉。如《濒湖脉学》中曰:"无力而浮是血虚",《金匮要略·血痹虚劳病脉证并治篇》中曰:"男子面色薄,主渴及亡血,卒喘悸,脉浮者,里虚也。"又曰:"劳之为病,其脉浮大。"所以,慢性消耗性疾病,体温外散耗热,自汗盗汗等多出现浮脉。《濒湖脉学》中曰:"久病逢之却可惊"。《三指禅》中曰:"里虚而浮精气脱"。

(3)分部主病:《四诊抉微》中曰:"左寸风眩鼻塞痈,虚迟气少心烦忡,关中腹胀促胸满,怒气伤肝尺溺红,肺浮风痰体倦劳,涕清自汗嗽叨叨,关脾虚满何能食,尺有风邪客下焦。"《濒湖脉学》中亦曰:"寸浮头痛眩生风,或有风痰聚在胸,关上土衰兼木旺,尺中溲便不流通。"

《脉学阐微》浮脉分部主病表:

左寸浮:伤风发热,头痛目眩。

左关浮:脘满胁胀,恶心,烦闷,厌食。

左尺浮:膀胱风热,便赤涩淋痛,下肢肿痛等。

右寸浮:感冒风邪,咳嗽痰多,胸满气短。

右关浮:腹胀脘满,不能食,灼心胃痛等。

右尺浮:淋浊便血,关节肿痛,风热客于下焦。

(4)正常脉:四季平脉应秋季之正常脉。如《素问·平人气象论》中曰:"秋胃微毛曰平"。《濒湖脉学》中曰:"三秋得令知无恙"。

(5)兼脉主病:《四诊抉微》中曰:"浮脉主表,有力表实,无力表虚,浮迟中风,浮数风热,浮紧风寒,浮缓风湿,浮滑风痰,又主宿食,浮虚伤暑,浮芤失血,浮洪虚热,浮散劳极,浮涩伤血,浮濡阴虚,浮短气病,浮弦痰饮,浮滑痰热,浮数不热,疮疽之证。"

治疗法则

表证的治疗法则应当是发汗解表,禁止攻下

之法。但是，伤寒发汗之后，如果出现了自汗出、心烦、小便数、脚挛急等症状，就不适宜再用发汗解表法了。因为汗后伤津，不可以一损再损，更伤其津液，否则，就会出现全身厥冷的逆证。如《伤寒论》中曰："伤寒脉浮，自汗出，小便数，心烦，微恶寒，脚挛急，反与桂枝汤，欲攻其表，此误也。得之便厥……"又曰："结胸证，其脉浮大者，不可下，下之则死。"因为浮脉不单主表证，它还可以出现于血虚、里虚等一些津液不足等证候。所以，对于出现浮脉的虚证，切不可以随便使用攻下之剂。

脉解

表证所以能够出现浮脉，即是体内自然功能集于体表抵抗外邪之现象。如《诊宗三昧》中曰："浮为经络肌表之应，良由邪袭三阳经中，鼓搏脉气于外，所以应指浮满。"《伤寒论》中曰："太阳之为病，脉浮，头项强痛而恶寒。"若脉象浮紧、发热、恶寒、体痛、呃逆的伤寒证，即是体内自然功能集于体表抵抗外邪而引起的皮肤、血管收缩的激战状态。因为"营行脉中，卫行脉外。""营"具有营养全身各部器官的作用，"卫"具有保卫身体功能以抵抗外邪侵入的功能。所以，伤寒证所见到的浮紧脉，即是病邪在卫分，故脉气鼓动于外而出现浮脉。由于寒邪侵入卫分,引起脉管收缩的自卫现象而出现浮紧之脉。由此可见,脉象浮紧即为风寒袭表所致,此为顺证;若慢性虚证而脉见浮大,属体温外散,便为逆证。如《诊宗三昧》中曰:"病久而脉反浮者,此中气亏乏,不能内守。"虚证血脱,脉气不能内守而浮散于外,故脉见浮大而无力为宜。

二、沉　脉

（一）脉学三字诀

脉象歌

　　脉来沉,筋下行,举不足,按须深。

主病歌

　　沉主里,水蓄停,平人脉,冬季应;
　　虚与气,无力沉,沉有力,积寒并。

分部主病歌

　　左寸沉,心内寒,胸背痛,头晕眩;
　　左关沉,寒在肝,少腹痛,胁肋满;
　　左尺沉,寒侵肾,腰冷痛,尿浊频;
　　右寸沉,肺经寒,胸满痛,吐清痰;
　　右关沉,胃家寒,食积滞,并吞酸;
　　右尺沉,腰膝痛,小便涩,泄痢并。

（二）各论

脉象

　　重按始得,轻举则无。如《脉经》中曰:"举之不足,按之有余,"《四诊抉微》中曰:"沉行筋骨,重手乃得。"《濒湖脉学》中曰："重手按至筋骨乃得，如绵裹砂，内刚外柔，如石投水，必极其底。"《诊宗三昧》中曰："沉则，轻取不应，重按乃得。"

相类脉

（1）伏脉：伏脉较沉脉更为沉下，须重手按至筋骨旁乃得。如《难经·第十八难》中曰："伏者，脉行筋下也"。《濒湖脉学》中曰："伏则推筋着骨寻"。《脉理求真》中曰："伏则匿于筋下，轻取不得，重按涩难，委曲求之，或三部皆伏，一部独伏，附着于骨而始得。"

（2）弱脉：沉细无力，浮取则无。《濒湖脉学》中曰："沉细如绵真弱脉"又曰："弱来无力按之柔，柔细而沉不见浮。"《脉理求真》中曰："弱则沉细软弱，举之如无，按之乃得，小弱分明。"

（3）牢脉：沉而长大，脉象弦硬。如《濒湖脉学》中曰："弦长实大是牢形"。《脉理求真》中曰："牢则弦大而长，按之强直搏指，状如弦缕。"

主证

沉脉多主里证，如浮肿、气滞等；若沉而无力多属虚证，沉而有力则属内寒。

（1）里证：浮肿、气滞等痰多可出现沉脉，如《濒湖脉学》中曰："沉潜水蓄阴经病"。《四诊抉微》

中曰:"沉脉主里",《素问·平人气象论》中曰:"寸口脉沉而坚者,曰病在中。"《金匮要略·水气病脉证并治篇》中曰:"沉则为水",又曰:"脉得诸沉,当责有水。"张介宾曰:"沉虽属里,然必察其有力无力,以辨虚实,沉而实者为滞,为气。"

(2)虚证、寒证:沉而无力为虚,有力为寒。如《濒湖脉学》中曰:"无力而沉虚与气,沉而有力积并寒。"张介宾曰:"沉虽属寒,然必察其有力无力,以辨虚实。"

(3)分部主病:《四诊抉微》中曰:"左寸沉无力,内虚惊怖,恶人声,精神恍惚,夜不寐,有力里实,烦躁梦遗,口渴谵语。右寸沉,无力里虚,气短虚喘,吐清痰,有力里实,老痰咳吐不出,气雍。左关沉,无力里虚,惊恐,有力里邪实,多怒,肥气,筋急。右关无力里虚,胃寒恶食,恶心呕吐,有力里邪盛,宿食陈积。左尺沉,无力里虚,足寒腰冷腰重,有力里实,肾气盛,疝痛,左睾丸偏大,腰痛。右尺沉,无力里虚,腰重如带数千钱,腰痹不能转摇,有力里实,疝痛腰痛,或痢积。"《濒湖脉学》中曰:"寸沉痰郁水停胸,关主中寒痛不通,尺部浊遗并泄痢,肾虚腰及下元疴。"

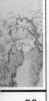

《脉学阐微》"沉脉分部主病表"

左寸沉：胸部寒痰、气雍，胸满痛，心悸气短，头眩。

左关沉：肝郁胁满痛，脘满腹胀，食少，心烦，喜怒。

左尺沉：肾寒腰痛，小便频浊，少腹胀满。

右寸沉：肺寒停饮，胸满痛，咳喘气短，不足以息。

右关沉：胃中积滞，脘满腹胀，食不消，嗳酸胃痛。

右尺沉：腰痹疝痛，少腹胀，小便不畅等。

（4）正常脉：四季平脉应冬季之正常脉。如《难经·第十五难》中曰："冬脉微石曰平"又曰："冬脉石，反者为病。"《濒湖脉学》中曰："女子寸兮男子尺，四时如此号为平。"

（5）兼脉主病：《四诊抉微》中曰："沉脉主里，沉则为气，又主水蓄，沉迟痼冷，沉数内热，沉滑痰食，沉涩气郁，沉弱寒热，沉缓寒湿，沉紧冷痛，沉牢冷积，沉伏霍乱，沉细少气，沉弦癖痛。"

治疗法则

沉脉属于阴脉，其病主里、主寒。凡下利及发汗太过而出现沉脉时，皆属于虚寒证，治宜温补之法。如《伤寒论》中曰："少阴病，身体痛，手足寒，骨节痛，脉沉者，附子汤主之，"又曰："少阴病，脉沉者，急温之，宜四逆汤。"

若沉兼数脉的里热证，就必须以清泄里热为主。

沉脉不单属寒、属痛，若沉脉兼芤，沉脉兼弱，沉脉兼涩，沉脉兼结，主亡血伤精，皆不得乱投温散之剂。

亦有表证发热而脉见沉者。如《伤寒论》中曰："发汗后，身疼痛，脉沉迟者，桂枝加芍药生姜各一两人参三两新加汤主之。"此系太阳表证，发汗太过，伤及营气，或营不足之人复感外邪所致。故症见发热、恶风寒、汗出之表证，兼身疼痛，脉沉迟，营气不足，经脉失养之里虚证，故治宜调和营卫，兼补汗后之虚象。

脉解

沉脉多见于里证，缘由阳气衰弱，无力统摄营气于表，其病在下，在里，属寒。是由于体内自然功能集于里，以排除里滞，故脉气沉伏。或因寒证，阳气不足，致使脉搏鼓动无力，须重按始得，即为沉脉。若积热内聚，阳气郁伏，体内自然功能须极力排除之，以达到体内阴阳平衡之目的，所以，心脏的收缩能力增强,血流加速,故脉见沉数而有力;如果体内自然功能减退(即正气不足),则会出现心脏衰弱,邪实正虚之象,故脉见沉而无力。如《诊宗三昧》中曰:"沉为脏腑筋骨之应,盖缘阳气式微,不能统运营气于表,脉显阴象而沉者。"由此可见,阳气虚弱是形成沉脉的主要原因之一。

三、迟 脉

（一）脉学三字诀

脉象歌

一呼吸，至来三，来往慢，作迟看。

主病歌

迟脉象，病属寒，运动员，不一般；

有力迟，为冷痛，无力迟，定虚寒。

分部主病歌

左寸迟，是心寒，胸痹痛，癥瘕见；

左关迟，寒在肝，肋下痛，手足挛；

左尺迟，肾虚寒，妇人逢，月水断；

右寸迟，寒入肺，冷痰哮，流清涕；

右关迟，中焦冷，食不化，喜热饮；

右尺迟，腰膝寒，少腹胀，五更泄。

（二）各论

脉象

一呼一吸时，脉跳动三次，或每一分钟脉跳
50~60次，均属迟脉。如《濒湖脉学》中曰："一息三至,去来极慢",《脉经》中曰:"呼吸三至,去来极迟"。《脉理求真》中曰:"迟则呼吸定息不及四至,举按皆迟。"

相类脉

(1)缓脉:一息四至,脉象和缓。如《濒湖脉学》中曰:"小快于迟作缓持",《脉理求真》中曰:"缓则来去和缓,不疾不徐。"

(2)涩脉:迟而细小,脉象不流利。如《濒湖脉学》中曰:"迟细而难知是涩"。《脉理求真》中曰:"涩则往来艰涩,动不流利,如雨沾沙,及刀刮竹。凡虚细微迟,皆属涩类。不似迟脉之指下迟缓。"

(3)结脉:迟而缓时一止。如《濒湖脉学》中曰:"结脉缓而时一止"。《脉理求真》中曰:"结为指下迟缓中有歇止,少顷复来。"

主证

(1)迟脉多主寒证:多见于胃阳不足,胸阳不振之候。若阳气不足或气血虚者,则迟而无力;内有冷积疼痛或寒邪久伏者,则迟而有力。如《濒湖脉学》中曰:"迟司脏病或多痰,沉痼癥瘕仔细看,有力而迟为冷痛,迟而无力定虚寒。"又曰:"阳不盛阴气血寒",张介宾曰:"迟脉……为寒,为虚"。《脉诀汇辨》中曰:"迟脉之病为阴盛而阳亏"。《四诊抉微》中曰:"迟为阴盛阳亏之候,为寒,为不足。"《诊宗三昧》中曰:"迟为阳气不显,营气自和之象,故昔人皆以隶为虚寒。"又曰:"迟为阳气失职,胸中大气不能敷布之候。"《脉理求真》中曰:"迟为虚寒不振,阳气不舒,故见迟滞。"此外,迟脉虽主寒证,但不拘于寒证。如张介宾曰:"迟虽为寒,凡伤寒初退,余热未清,脉多迟滑,见迟不可以概言寒。"

(2)健壮的体育运动员亦常见迟脉,但不属病态。如《中医名词术语选释》中曰:"久经锻炼的运动员脉搏多迟缓有力,不属病脉。"

(3)分部主病:《四诊抉微》中曰:"左寸迟寒惨少精神,关肢冷筋拘肝胁疼,左尺肾虚兼便浊,女人月信亦无音。右肺迟气短涕清痰,冷积伤脾在右关,少腹寒疼腰脚重,溲便不禁尺中寒,"《濒湖脉学》中曰:"寸迟必是上焦寒,关主中寒痛不堪,尺是肾虚腰脚重,溲便不禁疝牵丸。"

《脉学阐微》"迟脉分部主病表"

左寸迟:胸中寒痹,满痛,精神不振。

左关迟:肢体拘急,脘满,胁胀痛,心烦闷。

左尺迟:肾虚便泄,腰酸痛,女子不月。

右寸迟:肺中寒冷,胸闷痛,痰滞,气短咳逆。

右关迟：脾寒胃冷，食不化，积滞不行。

右尺迟：腹部胀痛，腰酸重，泄泻。

（4）兼脉主病：迟脉主寒，有力冷痛，无力虚寒，浮迟表寒，沉迟里寒，弦迟胃寒，实迟里滞，虚迟虚寒，迟涩血病，迟滑气病，迟缓湿寒。

治疗法则

虽然迟脉多主寒证，但有时亦主实证、热证，在此种情况下，必须四诊合参，进行综合分析，全面考虑，做出正确的诊断，然后方可对症下药。如《脉理求真》中曰："然亦有热邪内结，寒气外郁，而见气口脉迟者；又有阳明腑症悉具，而见脉迟有力者；又有太阳脉浮，因误下结胸，而见脉迟者；又有余热未清，而脉多迟滞。总在知脉起止，及察症候以分虚实，讵可一见脉迟，便认为寒，而不究其滑涩虚实之异哉。"《伤寒论》中曰："阳明病，脉迟，虽汗出，不恶寒者，其身必重，短气，腹满而喘，有潮热者，此外欲解，可攻里也，手足骤然汗出者，此大便已硬也，大承气汤主之；若汗多，微发热恶寒者，外未解也，其热不潮，未可与承气汤；若腹大满不通者，可与小承气汤，微和胃气，勿令致大泄下。"此乃邪聚热结，腹满便秘，而见到的迟滞之脉象，随其证而选用大、小承气汤以攻其里滞。此外，亦有高热脑病烦躁,神昏谵语时出现迟脉者,临证必须参合全身症状,详细诊察之。方可正确遣方选药进行合理治疗。

脉解

迟脉形成的原因是由于迷走神经的兴奋所致,当迷走神经兴奋时,则交感神经抑制,若交感神经处于抑制状态时,便会使心脏之张缩力徐缓,因而就会出现脉搏的迟缓现象。一切寒证所以能够出现迟脉,皆是血流缓慢的表现,因为寒邪在体内,心脏功能减弱,则血流速度亦会相应减慢。或由于寒证致使体温降低,因此体内自然功能(指正气)运行迟缓,或由于寒邪结聚,气滞不通,气血运行不畅,阻碍血液的流通,均可出现迟脉。

但是,在某种情况下,由于邪热结聚,如伤寒阳明病的里实证,亦可以见到迟脉。如《伤寒论》中曰:"阳明病,脉迟,虽汗出不恶寒者……可攻里也。"此外,温热病热入营分时,亦会出现迟脉,这是由于热邪入犯脑底,刺激迷走神经而引起的兴奋所致。如颅内肿瘤、流行性脑膜炎等症,由于脑压过高而刺激迷走神经时,同样亦会出现迟脉。临床中发现患有黄疸的病人,亦会出现迟脉,这是由于胆汁酸盐刺激迷走神经而引起的兴奋状态所致。如《伤寒论》中曰："阳明病,脉迟……此欲作谷疸……。"此由于中焦阳虚,寒湿内生,食难用饱,以致水谷不化,而发生谷疸,"谷疸"属黄疸病之一,因其病与饮食有关故得名。

　　此外,如果试用手指去压迫颈部动脉窦,刺激迷走神经,亦可出现迟脉。此属生理现象。

四、数　脉

（一）脉学三字诀

脉象歌

一息间，六至凭，往来速，数脉形。

主病歌

数为阳，炎热证，儿童见，身无病；

久病逢，阴衰盛，肺病人，秋勿应。

分部主病歌

左寸数，君火亢，咽喉痛，口舌疮；

左关数，肝积热，头目痛，邪火灼；

左尺数，相火旺，遗浊淋，尿色黄；

右寸数，肺家热，鼻生疮，或咯血；

右关数，热在胃，呕逆并，食无味；

右尺数，下焦热，尿淋浊，大便血。

（二）各论

脉象

一息六至，脉来快速，相当于每分钟跳 90~100 次，即为数脉。如《脉经》中曰："去来促急。"《濒湖脉学》中曰："一息六至,脉流薄疾。"《脉理求真》中曰："数则呼吸定息每见五至六至,应指甚速。"

相类脉

（1）滑脉：滑脉如珠,往来流利,唯至数不增加。如《濒湖脉学》中曰："滑脉如珠替替然,往来流利却还前,莫将滑数为同类,数脉唯看至数间。"《脉理求真》中曰："滑则往来流利,举之浮紧,按之滑石。"

（2）紧脉：数而力劲,如按绳索。如《濒湖脉学》中曰："紧脉……数如切绳"。《脉理求真》中曰："紧则往来劲急,状如转索,虽实不坚"。

（3）动脉：形似疾脉,一息七八至,但只在关部最为明显,其形如豆,厥厥动摇。如张介宾曰："阴阳相搏,名曰动",又曰："见于关上下,无头尾,厥厥动摇者。"《脉理求真》中曰："动则厥厥动摇,滑数如珠,见于关上……,不似滑脉之诸部皆见滑数流利也。"《四诊抉微》中曰："动无头尾,其形如豆,厥厥动摇,必兼滑数。"

（4）促脉：数且时一止,无定数。如《濒湖脉学》中曰："数而时止名为促"。《诊宗三昧》中曰："促则往来数疾,中忽一止。复来有力,不似结脉之迟缓中有止歇也。"

（5）疾脉：一息脉来七八至，脉形躁急。如《四诊抉微》中曰："疾六至以上，脉有两称，或名曰疾、或名曰极，总是急数之脉，数之甚者也。"

主证

主热证。有力为实热，如各种急性炎症；无力为虚热，如慢性消耗性疾病的低热，如肺结核，贫血等。

（1）实热：一切急性炎症均可出现数脉，如急性扁桃体炎、肺炎、肺脓肿等疾患。外感性疾病，如伤寒、温病等亦可以出现数脉。如《素问·脉要精微论》中曰："数则烦心"。《濒湖脉学》中曰："数脉为阳热可知"。《伤寒论》中曰："脉浮数者，法当汗出而愈，若下之，身重、心悸者、不可发汗，当自汗出乃解。"又曰："发汗已，脉浮数，烦渴者，五苓散主之。"

（2）虚火：多见于阴虚火旺者，如肺结核，或贫血的病人有时亦可以出现浮数而无力的脉象，如张介宾曰："暴数者，多外邪，久数者，必虚损。"《四诊抉微》中曰："数为阴衰水弱，火旺炎逆之象也，如瘦人脉数，及久病脉数者，皆阴虚火烁血少也。"

（3）如果是痨病患者在秋季见到数脉，则是不详之兆,预后多不良。如《濒湖脉学》中曰:"肺病深秋却畏之"。

（4）如果是儿童以及妇女月经期,体力劳动或运动以后,进餐,酒后,或情绪激动时,亦可以出现数脉,皆属正常现象。如《濒湖脉学》中曰:"惟有儿童作吉看"。

（5）数脉分新旧肥瘦主病:如《诊宗三昧》中曰:"凡乍病脉数,而按之缓者,为邪退。久病脉数,为阴虚之象。瘦人多火,其阴本虚,若形充色泽之人脉数,皆痰食郁滞,经络不畅而蕴热,其可责之于阴乎?若无故脉数,必生痈疽。"

（6）分部主病:《四诊抉微》中曰:"左寸数咽干口舌疮,关中目赤泪汪汪,耳鸣口苦皆肝热,左尺阴虚溺赤黄。右寸吐红咳嗽肺痈疡,关部吞酸胃火伤,右尺数来大便涩,肠风热病见红殃。"《濒湖脉学》中曰:"寸数咽喉口舌疮,吐红咳嗽肺生疡,当关胃火并肝火,尺属滋阴降火汤。"

《脉学阐微》"数脉分部主病表"

左寸数:上热头痛,咽痛,喉肿,口舌生疮。

左关数:肝热目赤,烦满,胁痛。

左尺数:腹胀、尿赤、淋痛、便燥。

右寸数:咳嗽吐血、喘逆、肺脓疡等。

右关数:胃热吐酸、灼心、呕恶、腹痛、不思食。

右尺数:便血、淋浊、遗精、腰痛。

(7) 兼脉主病:有力实火、无力虚火、浮数表热、沉数里热、数实肺痈、数虚肺痿、数而兼大、内热火亢、数大无力、按之豁然而空,为阳虚外浮之象,数而细小,阴虚劳热,若数小无力,按之兼涩,为中寒之象。如《四诊抉微》中曰:"数为阳盛、气血燔灼、数实为热、数虚为燥、浮数有力、寒伤经络、浮数无力、伤风痰嗽、沉数有力、实火内烁、沉数无力、虚劳为恶、病退数存、未足为乐、数退症危、真元已脱、数按不鼓、虚寒相搏、乍疏乍数、魂归岱狱。细数而虚、虚劳阴弱、兼沉骨蒸、兼浮喘作、加之嗽汗、喉疼俱恶,数候多凶,匀健犹可。"

治疗法则

因为一切热性病都可能会出现发热,脉数的体征,所以,必须遵照中医"辨证论治"的治疗原则,结合临床症状,选用不同的有效方剂,如胃中实热、宿食停滞可选用清胃热,消食滞之剂;伤寒发热可选用辛温解表剂;温病发热时,可选用辛凉解表剂;如果是虚火而出现数脉时,则治宜滋阴降火之法。此外,还须审其病之新久,脉之有力无力,鼓指不鼓指,仔细定夺,若一概乱投寒凉之剂,伤及胃气,是欠妥当的。如《脉理求真》中曰:"是以人见数脉,多作热治,讵知脉有真假,数有虚实,仍须察其兼症兼脉,及脉有力无力,以为分耳……如系细小强滑细数绵软,纵有身热,须宜温治……"

脉解

数脉的形成是由于交感神经的兴奋,使心脏的活动增强,血流加速,脉搏增快而产生。

一般热性病之所以能够出现数脉,可能是由于大脑皮质的条件反射作用,这是心脏活动与大脑皮质的相关所引起的连锁反应。此外,因为一切炎性病变能够促使新陈代谢的亢进,或由于人体自然功能(指人体正气)集于体内,以排除里滞和毒性物质,致使脉搏跳动加速,即为数脉。

五、滑　脉

（一）脉学三字诀

脉象歌

滑如珠，替替然，甚流利，应指还。

主病歌

滑为阳，实多见，或伤食，或停痰，

下蓄血，尺部看，女脉调，孕中缘。

分部主病歌

左寸滑，心热甚，或惊悸，痰火壅；

左关滑，肝火盛，头眩晕，目睛痛；

左尺滑，赤浊淋，下蓄血，茎中痛；

右寸滑，肺家热，皮毛焦，痰呕咳；

右关滑，脾热盛，不消化，宿食停；

右尺滑，相火炎，肠鸣痢，不得安。

（二）各论

脉象

滑脉往来流利，像一粒很圆滑的珠子在不停
地滑动，从容不迫地在指下涌现，然后又很快地就不见了,但要与数脉相鉴别。如《濒湖脉学》中曰:"往来前却,流利展转,替替然如珠之应指,漉漉如欲脱。"《脉经》中曰:"往来前却流利,辗转替替然,与数相似,浮中有力。"《诊家枢要》中曰:"滑脉往来流利,如盘走珠。"《千金方》中曰:"按之如珠子之动,名曰滑。"《脉理求真》中曰:"滑则往来流利,举之浮紧,按之滑石。"

相类脉

数脉:一呼吸脉跳五六至,应指虽速,但不似滑脉之往来流利。如《濒湖脉学》中曰:"数脉息间常六至",又曰:"莫将滑数为同类,数脉惟看至数间。"《脉理求真》中曰:"数则呼吸定息每见五至六至,应指甚速……不似滑脉之往来流利。"

主证

滑脉多主痰食和蓄血症。

(1)实热,痰食和蓄血症:多见于高血压,动脉血管硬化,甲状腺功能亢进,消化不良,亦见于喘咳和慢性支气管炎,妇女盆腔炎等疾患。如《四诊抉微》中曰:"浮滑风疾,沉滑食疾,滑数痰火。"《濒湖脉学》中曰:"上为吐逆下蓄血,"又曰:"痰生百病食生灾。"《金匮要略·腹满寒疝宿食病脉证治篇》中曰:"脉数而滑者,实也,此有宿食,下之愈,宜大承气汤。"《脉义简摩》中曰:"夫滑者,阳气之盛也,其为病本多主热而有余。"《脉理求真》中曰:"滑为痰逆食滞,呕吐上逆,痞满壅肿满闷之象。然亦以有力无力分辨,如系滑大兼数,其脉当作有余;若止轻浮和缓不甚有力,当不仅作有余治也。"《脉经》曰:"脉来滑者,为病食也。"故知饮食停滞多见滑脉。

(2)虚证:如元气衰竭时亦可以出现滑脉。如《濒湖脉学》中曰:"滑脉为阳元气衰。"《景岳全书》中曰:"凡病虚损者,多有弦滑之脉,此阴虚然也。"《脉理求真》中曰:"久病而弦滑,则为阴虚。"《诊宗三昧》中曰:"若滑而急弦,擘擘如弹石,谓之肾绝。"

(3)妇女妊娠时亦可以出现滑脉。如《濒湖脉学》中曰:"女脉调时定有胎。"《脉理求真》中曰:"妇人经断而见滑数,则为有孕;临产而见滑疾,则为离经。"《脉义简摩》中曰:"男得此无病,女得此有胎,乃真滑脉也。"

(4)一般的健康人亦常见滑脉,但必须是滑而和缓之象,是荣血充实之兆也。如《脉理求真》中曰:"至于平人脉滑而和,则为无病。"

(5)虫证:关上紧而滑者,为腹中有蛔虫,尺中沉而滑者为肛门生有蛲虫。此为古义,仅供参考。

(6)分部主病:《四诊抉微》中曰:"左寸滑者,心经痰热,滑在左关,头目为患,左尺得滑,茎中尿赤,右寸滑者,痰饮呕逆,滑在右关,宿食不化,右尺得滑,溺血经郁。"《濒湖脉学》中曰:"寸滑膈痰生呕吐,吞酸舌强或咳嗽,当关宿食肝脾热,渴痢癫淋看尺部。"

《脉学阐微》"滑脉分部主病表"

左寸滑:心经痰火,心烦热,头眩,心悸气短,失眠,多变。

左关滑:头痛目眩,胁胀痛,心烦,喜怒,食少,脘闷等。

左尺滑:腰痛,小便赤涩,淋痛,小便尿频,尿急。

右寸滑:胸满痛,咳嗽痰多,喘逆气短。

右关滑:脘满腹胀,宿食不化,呕吐,腹痛,消化迟钝。

右尺滑:淋痛尿血,小便赤涩,下肢肿痛等。

(7)兼脉主病:《四诊抉微》中曰:"浮滑风疾,沉滑痰食,滑数痰火,滑短气塞,滑而浮大,尿则阴痛,滑而浮散,中风瘫痪。"《伤寒论》中曰:"脉滑而厥者,里有热也。"又曰:"脉滑而数者,有宿食也。"

治疗法则

若出现滑脉者,多为阳盛实热。痰食停滞之候。治疗原则不外乎清热、豁痰、消食等法。如《伤寒论》中曰:"阳明病、谵语、发潮热,脉滑而疾者,小承气汤主之。"又曰:"伤寒,脉浮滑,此表里俱热,白虎汤主之。"但亦有虚弱之人,脉象反见滑者,此种脉象并无鼓动之力,稍按即无,多为元气外泄之危候,不能误认为真滑脉,临证时必须细心审辨。如《脉理求真》中曰:"或以气虚不能统摄阴火,脉见滑利者有之。或以痰湿内积,而见滑脉者有之。"

脉解

滑脉为阳,是经血沸腾,气血充实,血管充盈的现象,因而脉见流利圆滑之象,皆是实热、痰食、蓄血等实证所为之。如《景岳全书》中曰:"滑乃气实血壅之候。"《素问·脉要精微论》中曰:"滑者,阴气有余也。"周学海曰:"滑涩者,以诊形之枯润也,血有余则脉滑,血不足则脉涩,然血由气行,故亦可征气之盛衰。"张志聪曰:"邪入于阴,则经血沸腾,故脉滑。"

但是，亦有人认为滑脉不主虚证，如张璐曰："脉滑无无力之象，盖血由气生，若果气虚，则鼓动之力先微，脉何由而滑耶。滑脉之病，无虚寒之理。"滑脉的脉象是往来流利，进退无阻，并非无力迟缓之象，因为脉搏的快慢大小滑涩等，都是依靠气的推动作用，若气虚，则推动血液的力量就会减弱，怎么能够说虚证会出现滑脉呢？

滑脉之所以会如此往来流利，都是依赖于心脏的功能，相反，如果心脏衰弱，绝对不会出现滑脉。由此可知，滑脉的主证为实证和热证。

凡宿食、痰积、蓄血等证，皆由于体内的废物不能迅速地排出体外而结聚不化所致。因为蓄积在体内的废物能够产生毒素，对身体正常的生理活动十分有害，这些毒素如果随着血液的循环，尚能加重心脏的负担，从而使心脏内接受来自静脉的浑浊血液相对增多，同时，通过动脉血管输自全身各部的新鲜血液亦会增加。所以，脉搏会出现速来速去，不予停留，流利滑动，如盘走珠的滑脉。

至于妊娠时之所以亦会出现滑脉，其原因是由于一个心脏同时负担体内两个机体（指母体和胎儿）的生理活动和新陈代谢的加速等缘故。心脏接受母体与胎儿所排出的废物要比正常时增多,所供给母体与胎儿的营养物质亦相应会增多,心脏急速而又大量地接受来自静脉血管的"旧"血液,又急速大量地由动脉血管输出大量新鲜血液,心脏代偿功能增强。因此,就会出现往来流利,如珠之应指,但至数并不增加的滑脉。

六、涩 脉

（一）脉学三字诀

脉象歌

迟细涩，往来难，刀刮竹，慢而艰。

主病歌

涩脉证，久病缠，若亡阳，多自汗，

心虚痛，胸腹满，精血伤，尺部见。

分部主病歌

左寸涩，是心虚，心中悸，或胸痹；

左关涩，肝气虚，多喜怒，血散离；

左尺涩，精血亏，女子孕，或经闭；

右寸涩，肺气虚，气短息，臂难举；

右关涩，是脾虚，呕吐逆，食不思；

右尺涩，大便秘，少津液，足无力。

（二）各论

脉象

涩脉往来艰涩，好似用刀轻轻地刮竹一样的感觉。如《诊家枢要》中曰："涩，不滑也，虚细而往来难,三五不调,如雨沾沙,如轻刀刮竹。"《濒湖脉学》中曰:"细而迟,往来艰,短且散,或一止复来,参伍不调,如轻刀刮竹,如雨沾沙,如病蚕食叶。"《脉学刊误》中曰:"脉来蹇涩,细而迟,不能流利圆滑者,涩也。"《脉理求真》中曰:"涩则往来艰涩,动不流利,如雨沾沙,及刀刮竹。"《诊家正眼》中曰:"盖涩脉往来迟难,有类乎止,而实非止也,又浮分多而沉分少,有类乎散而非散也。"

相类脉

微脉:似有若无,应指细软,细甚稍长,无力欲绝。按之不鼓指,分辨不出在浮还是在沉? 如《濒湖脉学》中曰:"微似秒芒微软甚,浮沉不别有无间。"《脉理求真》中曰:"微则似有若无,欲绝不绝,指下按之,稍有模糊之象。"

主证

涩脉多主失血亡津,如各种原因引起的出血,或因呕吐腹泻而致的脱水等症。此外,精亏血虚,如男子性神经衰弱,遗精,阳痿等。或气滞血瘀,如冠心病,心肌梗死,心绞痛等患者亦可能会出现涩脉。

(1)亡精:如男子性神经衰弱、遗精、阳痿等有时可见到涩脉。《金匮要略·血痹虚劳病脉证并治篇》中曰："男子脉浮而涩,为无子,精气清冷。"《濒湖脉学》中曰："尺为精血俱伤候。"《脉理求真》中曰："涩为气血俱虚之候,故症多见拘挛麻木,忧郁,失血伤精,厥逆少食等症。"

（2）亡津失血:由于各种原因引起的失血,或因呕吐腹泻所致之脱水,均可出现涩脉。如《金匮要略·疮痈肠痈浸淫病脉证并治篇》中曰："寸口脉微而涩,法当亡血。"《金匮要略·水气病脉证并治篇》曰："寸口脉迟而涩,迟则为寒,涩为血不足。"《诊宗三昧》中曰："涩脉……良由津血亏少,不能濡润经络。"《濒湖脉学》中曰："涩缘血少或伤精,反胃亡阳汗雨淋。"可见,噎膈反胃伤津时亦可以出现涩脉。

（3）久病缠身亦多出现涩脉。如《素问·平人气象论》中曰："脉小弱以涩,谓之久病。"《脉义简摩》中曰："至于虚劳细数而涩,或兼结代,死期可卜。"

（4）血虚心痛:多见于心肌梗死,心绞痛患者。如《素问·脉要精微论》中曰："涩则心痛。"《濒湖脉学》中曰："寸涩心虚痛对胸。"

（5）妇女初怀孕在二三月时偶可见到涩脉。如《诊宗三昧》中曰："妇人因胎病而脉涩者,然在二三月时有之,若四月胎血成形之后,必无虚涩之理。"

（6）分部主病:《四诊抉微》中曰:"左寸涩,心神虚耗不安,及冷气心痛。关涩,肝虚血散,胁满肋胀心疼。尺涩,伤精及疝,女人月事虚败,有孕主胎漏。右寸涩,上焦冷痞,气短臂痛。关涩,脾弱不食,胃冷而呕。尺涩,大便秘,津液不足,小腹寒,足胫逆冷。"《濒湖脉学》中曰:"寸涩心虚痛对胸,胃虚胁胀察关中,尺为精血俱伤候,肠结溲淋或下红。"

《脉学阐微》"涩脉分部主病表"

左寸涩:心悸气短,胸满痛,心虚怔忡。

左关涩:肝虚血少,胸胁胀痛,心烦喜怒,脘满不思食。

左尺涩:伤精,月事不调,小腹胀痛。

右寸涩:上焦冷痞,气短,臂痛,虚咳自汗。

右关涩:脾弱食少,脘满腹胀,消化迟钝。

右尺涩:便燥液枯,腹寒足冷。

（7）兼脉主病:浮涩表虚,沉涩里虚,迟涩血寒,数涩阴竭。

治疗法则

朱丹溪曰:"涩脉为寒、为湿、为血虚、为污血、为气多,然,亦有病热与实者,涩细而迟。又散,皆不足之象,便以为虚寒,而孟浪用药,宁不误人。若因多怒,或因忧郁,或因厚味,或因过服补剂,或因表无汗,气腾血沸。清化为浊,老痰凝血,膠固杂揉,脉道阻塞,亦见涩状。若重取至骨,有力且数,验有实证,当作实热可也。又伤寒脉涩为无汗,以阴邪在表,阳气不得发越也。"涩脉亦分寒涩,热涩,枯涩之不同,如呕吐便泄,四肢逆冷,汗出恶寒,苔白不渴,若见涩脉,则属于寒,治宜温中之法。若身热自汗,心烦口渴,舌赤少津,便闭腹胀,见涩脉者,则属于热,治宜清热之法。津亏液枯,骨蒸潮热,失眠盗汗,若见涩脉,则属津枯,治宜生津之法。此三种涩脉,临证时必须仔细分别,方不致有误。如《脉理求真》中曰:"提出寒涩热涩枯涩三种,则看病施治自有主脑。"

脉解

涩脉的形成是由于气血虚损所致,即由于失血伤精后而造成的血液减少,或因大量失水伤津,亡阳而致心气微弱,供血不足,血管不充,故血液在血管中的流动往来艰涩,出现类似歇止而又非止的脉象,即为涩脉。如《金匮要略·水气病脉证并治篇》中曰:"涩为血不足。"

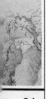

　　此外,若气滞血瘀,以致影响血液在血管中的正常运行,如腹内癥瘕、包块、血瘀痛经等皆可见到涩脉。其证外显:肌肤甲错,两目黯黑,舌紫瘀点等。

七、虚 脉

（一）脉学三字诀

脉象歌

按无力，举之空，浮迟大，是虚形。

主病歌

虚脉证，阴虚病，精血少，骨中蒸；

虚脉见，暑伤身，自汗出，或怔忡。

分部主病歌

左寸虚，血亏因，心动悸，头眩晕；

左关虚，肝气伤，筋萎缩，胁痛胀；

左尺虚，精血损，骨痿痹，腰酸痛；

右寸虚，虚在肺，自汗多，或畏怯；

右关虚，脘腹胀，食难化，大便溏；

右尺虚，相火衰，腰冷痛，腿难抬。

（二）各论

脉象

举按时皆迟大而无力，似空非空。如《濒湖脉学》中曰："迟大而软，按之无力，隐指豁豁然空。"

又曰:"举之迟大按之松,脉状无涯类谷空。"《脉经》中曰:"迟大而软,按之不足,隐指豁豁然空。"《四诊抉微》中曰:"虚脉浮大而迟,按之无力。"《脉理求真》中曰:"虚则豁然浮大而软,按之不振,如寻鸡羽,久按根底不乏不散。"《三指禅》中曰:"虚脉大而松,迟柔力少充。"

相类脉

(1)芤脉:浮大而软,中间空两边实,如按葱管状。如《濒湖脉学》中曰:"芤脉,浮大而软,按之中央空,两边实,中空外实,状如慈葱。"又曰:"中空旁实乃为芤。"《四诊抉微》中曰:"芤乃草名,绝类慈葱,浮沉俱有,中候独空。"《脉理求真》中曰:"芤则如指着葱,浮取得上面之葱皮,却显弦大、中取减小空中、按之又着下面之葱皮而有根据……,不似虚脉之瞥瞥虚大,按之豁然无力也。"

(2)微脉:极细而软,按之无力,似有若无,如欲绝。如《四诊抉微》中曰:"微脉极细,而又极软,似有若无,欲绝非绝。"

(3)弱脉:沉细而软,举之无力,重按乃得。如《濒湖脉学》中曰:"弱来无力按之柔,柔细而沉不见浮。"

主证

多主血虚。此外，中暑身热或下肢痿痹亦可以出现虚脉。

（1）血虚、痿痹：多见于贫血及一般虚弱的病人。如《濒湖脉学》中曰："血不荣心寸口虚"又曰："自汗怔忡惊悸多，发热阴虚须早治，养营益气莫蹉跎。"《金匮要略·血痹虚劳病脉证并治篇》中曰："男子平人，脉虚弱细微者，喜盗汗也。"《四诊抉微》中曰："左寸虚者，心亏惊悸。"又曰："左尺得虚，腰膝痿痹。"《脉理求真》中曰："虚为气血空虚之候。"

（2）暑热：夏季伤暑身热时可出现虚脉。如《濒湖脉学》中曰："脉虚身热为伤暑。"

（3）分部主病：《四诊抉微》中曰："左寸虚者，心亏惊悸，虚在左关，血不营筋，左尺得虚，腰膝痿痹，右寸虚者，自汗喘促，虚在右关，脾寒食滞，右尺得虚，寒证蜂起。"《濒湖脉学》中曰："血不荣心寸口虚，关中腹胀食难舒，骨蒸痿痹伤精血，却在神门两部居。"

《脉学阐微》"虚脉分部主病表"

左寸虚：心悸气短，惊悸头眩，耳鸣胸闷，心烦热，舌尖红。

左关虚:血虚不荣,胁胀痛不适,心烦喜怒,食欲不振,头眩耳鸣等证。

左尺虚:腰腿酸痛,下肢痿痹不仁,遗精早泄,月事不调等。

右寸虚:自汗咳喘,气短不足以息,虚咳,面色苍白等证。

右关虚:脾虚食少,脘满腹胀,消化迟钝,浮肿便溏,气短等。

右尺虚:食少便溏,小便清长,少腹胀痛,遗精,月事不调等。

(4)兼脉主病:浮虚为表虚而自汗出,沉虚为里虚多泄泻,迟虚为虚寒,数虚为虚热,虚而小者,为中阳不振,久病脉虚且微而无神者为逆证,此为元气衰竭之象。如《脉理求真》中曰:"浮而虚者为气衰,沉而虚者为火微,虚而迟者为虚寒,虚而数者为水涸,虚而涩者为血亏,虚而弦者为土衰木盛,虚而尺中微细小为亡血失精,虚而大者为气虚不歛。"

治疗法则

虚脉乃脉神不足之象,诸虚证皆可出现虚脉。故治宜补法,切勿泄下。如《脉理求真》中引张仲景曰:"脉虚者不可吐,腹满脉虚,复厥者,不可下,脉阴阳俱虚,热不止者死。"由此可见,凡出现虚脉的虚证患者,不可以轻易取吐,下之治法。

脉解

虚脉的脉象是浮而迟大,脉体松软无力,按之似空非空,缓慢无力之象。此由于气弱血亏,心脏衰弱而排血量减少,血管不充而脉搏鼓动无力所致。

八、实　脉

（一）脉学三字诀

脉象歌

实有力，润脉形，大而长，浮沉应。

主病歌

实脉证，邪气盛，或伤食，气血充，
脾胃热，腹中痛，尺部实，便不通。

分部主病歌

左寸实，心热盛，舌强直，咽肿痛；
左关实，热在肝，胁肋痛，头目眩；
左尺实，膀胱热，少腹痛，小便涩；
右寸实，肺经热，痰喘嗽，口中渴；
右关实，热在脾，中焦满，倦而噎；
右尺实，下焦热，大便难，尿赤涩。

（二）各论

脉象

举按时皆有力，坚实而大。如《濒湖脉学》中曰："浮沉皆得，脉大而长，微弦，应指幅幅然。"又曰:"实脉浮沉有力强。"《诊宗三昧》中曰:"实则举按皆强,举指逼逼。"《脉经》中曰:"实脉大而长,微强,按之隐指幅幅然。"

相类脉

(1)紧脉:紧如转索而力较大,其脉形没有实脉阔大。如《脉理求真》中曰:"紧则往来劲急,状如转索,虽实不坚。"

(2)洪脉:洪脉是来盛去衰,似波浪起伏之状,而实脉则是来去皆盛,坚实而力大。如《脉理求真》中曰:"洪脉……,不似实脉之举按逼逼。"《诊家正眼》中曰:"大抵洪脉只是根脚阔大,却非硬坚,若使大而坚硬,则为实脉,而非洪脉矣。"

(3)牢脉:牢脉的脉象弦硬,实大而长,且沉取乃得,它和实脉的举按有力,浮沉皆得不同。如《脉理求真》中曰:"牢脉……,不似实脉之滑实流利。"

主证

(1)实证:正气未衰,三焦热盛之实热证多见实脉。如高热、谵语、烦躁不安、肠胃积热、口舌生疮、饮食停滞、运化失常、腹痛中满、呕吐、发狂、气滞疼痛等均可出现实脉。如《素问·通评虚实论》中曰:"邪气盛则实。"《濒湖脉学》中曰:"实脉为阳火郁成,发狂谵语吐频频,或为阳毒或伤食,大便不通或气疼。"《脉义简摩》中曰:"沉实有力因饮食七情内伤于脏。"《伤寒论》中曰:"脉实者,宜下之。"《景岳全书》中曰:"里邪实者,沉实有力,因饮食七情,内伤于脏,为胀满,为闭结。"《诊宗三昧》中曰:"若泄而脱血,及新产骤虚,久病虚羸,而得实大之脉,良不易治也。"可见,凡汗后,泻后,失血后,新产后及一切虚损症,如果出现实脉,预后多不良。此外,实脉尚有真假之别,如张介宾曰:"实脉有真假,真实者易治,假实者易误,故必问其所因,而兼察形症……"

(2)分部主病:《四诊抉微》中曰:"血实脉实,火热壅结,左寸实者,舌强气壅,口疮咽痛,实在左关,肝火胁痛,左尺得实,便秘腹疼,右寸实者,呕逆咽痛,喘嗽气壅,实在右关,伏阳蒸内,中满气滞,右尺得实,脐痛便难,相火亢逆。"《濒湖脉学》中曰:"寸实应知面热风,咽痛舌强气填胸,当关脾热中宫满,尺实腰肠痛不通。"

《脉学阐微》"实脉分部主病表"

左寸实:口舌生疮、咽痛、心烦热、舌红、心悸、气壅、头眩痛、舌强。

左关实:胁胀痛、脘满腹胀、厌食、心烦、喜怒、頭眩痛。

左尺实：便秘、腹胀痛、下肢肿痛、尿赤涩、淋痛。

右寸实：气短胸满，咽喉干痛、咳逆喘促、有痰。

右关实：脘腹胀痛、食少、灼心、舌红、苔黄腻。

右尺实：少腹胀痛、小便短赤、经闭带多、大便不畅或干燥。

（3）兼脉主病：《脉理求真》中曰："实为中外壅满之象，其在外感而见脉实而浮，则有头痛、发热、恶寒、鼻塞、头肿、肢体疼痛、痈毒等症可察；脉实而沉，则有腹满硬痛等症可察；内伤脉实洪滑，则有诸火，潮热、癥瘕、血瘀、痰饮、腹痛、喘逆等症可察；脉实沉弦，则有诸寒壅滞等症可察。""……实脉有寒实热实之分，但今人只知病有热实，而不知有寒实，殊为可惜。"

表邪盛者，实兼浮大有力；里邪盛者，实兼沉而有力；火邪盛者，实兼洪滑有力；寒邪盛者，实兼沉紧有力。

治疗法则

实脉多见于实证患者，由于邪气之盛，故治宜清泄实热，通肠利便之法。临床多选用大承气汤加减以攻其有余。如《诊宗三昧》中曰："伤寒,阳明病,不大便而脉实,则宜下,下后脉实大,或暴微欲绝,热不止者死。厥阴病,下利脉实者,下之,死。"临床中为了慎重,应以古训为戒。

脉解

实脉的形成是由于阳气有余,内热郁结,正邪相搏,心脏的排血量增多,脉管充实而扩张,鼓指有力,即为实脉。

此外,如果血管硬化的病人所见到的实脉,乃是血管硬化性改变所致,不属实热证。

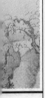

九、长 脉

（一）脉学三字诀

脉象歌

长脉象，分部长，缓中求，脉直长。

主病歌

长脉匀，身无恙，长弦硬，气逆上，

阳毒病，癫痫象，阳明经，热势旺。

分部主病歌

左寸长，君火旺，咽干痛，口舌疮；

左关长，肝阳亢，头眩晕，胁痛胀；

左尺长，奔豚象，少腹满，尿赤黄；

右寸长，胸逆满，咳痰多，或气短；

右关长，土郁当，不消化，脘满胀；

右尺长，相火旺，心烦躁，少腹胀。

（二）各论

脉象

首尾端直，过于本位，脉来和缓。长脉的长度分别超过寸、关、尺每个部位。《濒湖脉学》中曰：

"过于本位脉名长。"这里所指的本位即是以寸、关、尺各部位而言。《诊家正眼》中曰："长脉迢迢，首尾俱端，直上直下，如循长竿。"

有人解释长脉的长度应超过四指以上，上达鱼际，下至尺泽。笔者认为此种说法欠妥，有待进一步研究探讨。如《难经·第三难》中曰："遂上鱼为溢……，遂下尺为复。"但是，李中梓在《诊家正眼》中所说的颇有参考价值。如："旧说过于本位，名为长脉，久久审度，而知其必不然也，寸而上过则为溢脉，寸而下过则为关脉，关而上过即属寸脉，关而下过即属尺脉，尺而上过即属关脉，尺而下过即属复脉，由是察之，然则过于本位，理之所必无，而义之所不合也。"

相类脉

（1）迟脉：一呼吸脉来三次，唯看至数间，长脉是脉体延长而时间并不延长，至数亦不增加或减少，如《脉理求真》中曰："迟脉则呼吸定息不及四至，举按皆迟。"

（2）缓脉：缓脉来去徐缓，其脉体并不延长，与长脉的脉体延长有别。如《脉理求真》中曰："缓则来去和缓，不疾不徐。"

（3）牢脉：弦大而长，沉取有力，强直搏指，浮中候之不可得。如《濒湖脉学》中曰："弦长实大牢脉坚,牢位长居沉伏间。"

（4）弦脉:弦脉的脉象亦是笔直而长,但有似丝弦绷紧之感觉,而长脉的脉形较弦脉阔大。如《脉理求真》中曰:"弦则端直而长,举之应指,按之不移。"《濒湖脉学》中曰:"过于本位脉名长,弦则非然但满张,弦脉与长争较远,良工尺度自能量。"又曰:"弦来端直似丝弦。"

主证

长脉多主实热证,如肠胃积热,宿食等。此外,癫痫病患者亦可以出现长脉。

（1）实热证:肠胃中有积热可出现长脉。如《濒湖脉学》中曰:"即是阳明热势深。"《四诊抉微》中曰:"长主有余,气逆火盛。"《诊家正眼》中曰:"长而硬满,即属火亢之形,而为疾病之应也。"此外,如三焦热结,躁热烦渴亦可以出现长脉。

（2）癫痫:阳明热盛,脉来长洪有力,发为癫痫症。如《脉经》中曰:"浮洪大长者,风眩癫疾。"《濒湖脉学》中曰:"若非阳毒癫痫病。"

（3）健康无病:和缓之长脉可见于健康无病之人。如《诊家正眼》中曰:"长而和缓,即合春生之气,而为健旺之征。"《素问·平人气象论》中曰:

"平肝脉来,软弱招招,如揭长竿末梢,曰肝平。"《素问·脉要精微论》中曰:"长则气治。"长脉气平表示健康无病的状态。若健康老人两尺沉长滑利,神气充足,多为长寿之征。

(4)实寒内结、虚寒败象:均可以出现长脉。如由于实寒引起的奔豚、疝气,症见少腹痛急,气逆上窜者,多见长弦之脉象。若形寒怕冷,全身乏力、苔白、脉沉弦长者,为虚寒败象。如《脉义简摩》中曰:"又有形体通长,而其势怠缓,应指无力,全无精神,此为肝脾并至,虚寒之败象也。"

(5)分布主病:《四诊抉微》中曰:"左寸长者,君火为病;长在左关,木实之殃;左尺见长,奔豚冲兢;右寸长者,满逆为定;长在右关,土郁胀闷;右尺见长,相火专令。"

《脉学阐微》"长脉分部主病表"

左寸长:心火燔灼,心烦热,心悸气短、舌疮,咽干痛。

左关长:肝阳上亢,头眩心烦,喜怒,胁胀痛,脘满食少。

左尺长:少腹胀满作痛,便秘,尿赤淋痛等。

右寸长:咳嗽痰多,胸满气短,咽喉干痛。

右关长:胃脘胀满,消化不良、灼心、恶心厌食。

右尺长：相火上炎，头眩心烦，少腹胀痛，便燥尿赤。

（6）兼脉主病：浮长外感，阳气亢盛；洪长有力，阳毒内壅；长而滑者，痰热壅盛；长而弦者，肝病胁满；长而牢者，积聚腹痛。

治疗法则

临床如果见到长脉时，治以苦寒泻火为主，然后根据辨证，分别兼以清肝解毒，消滞豁痰或温阳散寒等。

此外，若患者微细之脉，忽兼长脉者，为病将愈之兆。如《脉理求真》中曰："至于风邪陷阴，脉应微涩，乃于阴脉微细之中，而忽兼有长脉，是为热邪外发，而有将愈之兆矣，又岂可作病进之象乎。"

脉解

长脉为阳，实证、热证，新病多见此脉，为有余过盛之象。长脉形成的原因，主要是由于内热郁结，使血流加速，脉管充实而鼓动搏指有力，此即为病脉；若气血旺盛，百脉通畅，脉来长而和缓，即为平脉。如《素问·平人气象论》中曰："平肝脉来，软弱招招，如揭长竿末梢，曰肝平春以胃气为本，病肝脉来，盈实而滑，如循长竿，曰肝病。死肝脉来，急益劲，如新张弓弦，曰肝死。"

十、短　脉

（一）脉学三字诀

脉象歌

短脉象，类如龟，头尾缩，应指回。

主病歌

短主虚，阳气微，或痰阻，或气滞；

头腹痛，两部区，左关短，伤肝气。

分部主病歌

左寸短，心气损，头部痛，神不宁；

左关短，肝郁病，胁胀满，心烦闷；

左尺短，少腹痛，经不调，腰酸痛；

右寸短，肺气虚，身倦怠，气短息；

右关短，为痞积，腹满痛，不思食；

右尺短，真阴弱，梦遗精，医难效。

（二）各论

脉象

短脉的长度分别在寸、关、尺三部上短缩，应指而回。脉象虽然十分短缩，但脉跳至数并不增加,亦无类似歇止的现象。如《四诊抉微》中曰:"短脉涩小,首尾俱俯,中间突起,不能满布"。《濒湖脉学》中曰:"不及本位,应指而回,不能满布"。又曰:"两头缩缩名为短"。

前人有云:短脉不足三指之部位。如何梦瑶曰:"不足三指之部位为短"。笔者认为此种说法不妥,有待今后进一步研究探讨。如李中梓在《诊家正眼》中曰:"殊不知短脉,非两头断绝也,特两头俯而沉下,中间突而浮起,仍自贯通者也。"此说法颇有参考价值。

相类脉

(1)涩脉:往来艰涩,不能流利圆滑,细而迟,短且散。如《脉理求真》中曰:"涩则往来艰涩,动不流利,如雨沾沙,及刀刮竹"《濒湖脉学》中曰:"涩短迟迟细且难"。

(2)动脉:动脉与短脉相似,二者脉象均为短涩之象,但短脉之短缩不满三部,唯尺寸较为明显;而动脉之短缩,其形如豆圆,唯独显见于关部。如李中梓在《诊家正眼》中曰:"动脉……,极与短脉相类,但短脉为阴,不数不硬不滑也。"

主证

短脉多主气血虚,可见于慢性虚弱性的病人,阳虚与气虚型尤为多见。此外,气滞时亦可能会出现短脉,如肝郁气滞,腹痛痞塞等症。如《素问·脉要精微论》中曰:"短则气病"。可见气虚和气滞的病人皆可以出现短脉。

(1)气血虚:短脉多见于慢性虚弱性疾病,尤其是阳虚和气虚者更为多见。如《伤寒论》中曰:"发汗多,若重发汗者,亡其阳,谵语,脉短者死脉自和者不死。"《四诊抉微》中曰:"短主不及,为气虚证……,短在左关,肝气有伤,左尺得短,少腹必痛,右寸短者,肺虚头疼。"

(2)气滞:如肝郁痞痛,气滞腹痛等,有时可以出现短脉。如《濒湖脉学》中曰:"浮为血涩沉为痞,寸主头疼尺腹痛。"《诊宗三昧》中曰:"良由胃气阻塞,不能调畅百脉,或因痰气、食积、阻碍气道,所以脉见短涩促结之状。"

(3)分部主病:《四诊抉微》中曰:"短主不及,为气虚证;左寸短者,心神不定;短在左关,肝气有伤;左尺得短,少腹必疼;右寸短者,肺虚头痛;短在右关,膈间为殃;右尺得短,真心不隆。"

《脉学阐微》"短脉分部主病表"

左寸短:心悸气短,胸闷失眠,多梦,头眩晕等。

左关短：肝气不舒，胁胀满不适，心烦喜怒，脘满食少。

左尺短：少腹胀痛，便秘，尿赤涩，月事不调，遗精，腰酸痛。

右寸短：面色苍白，身倦神疲，气短头眩。

右关短：胃满腹胀，食少纳呆，泛酸嗳腐，消化迟钝。

右尺短：少腹冷痛，腰痛，遗精，盗汗，月事不调。

（4）兼脉主病：短而迟为寒积，短而涩为血少，沉而短为痞积。

治疗法则

《脉理求真》中曰："短为阳气不接，或中有痰气食积而成。然痰气食积阻碍气道，亦由阳气不力，始见阻塞。故凡见有阻塞之症者，当以通豁之内加以扶气之品，使气治而豁自见矣。若使中无阻塞而脉见短隔，急当用大温补以救垂绝，否则便尔不治矣。"录此仅供参考。

脉解

短脉是由于心脏排血量不足，使血管内的血液减少而致血流缓慢，或因气滞阻塞于血管之中，阻碍血液的正常运行，因而形成迟细短涩的短脉。

十一、洪　脉

（一）脉学三字诀

脉象歌

　　洪脉大，满指应，来虽盛，去时平。

主病歌

　　洪脉象，阳气盛，津液伤，血虚应；

　　健康人，夏多洪，肾阴虚，尺部寻。

分部主病歌

　　左寸洪，心热甚，口舌疮，头胀痛；

　　左关洪，目眩晕，肝经热，胁满痛；

　　左尺洪，阴火盛，肾水亏，或遗精；

　　右寸洪，热炼金，口咽燥，喘不宁；

　　右关洪，胃热因，口中渴，吐频频；

　　右尺洪，兼有力，少腹满，大便结。

（二）各论

脉象

　　洪脉为浮而有力，脉形极大，且数，但来时虽然力洪，而去时则甚微缓，若波浪起伏之状。如

《脉经》中曰:"极大在指下",《素问·玉机真脏论》中曰:"夏脉如钩……,故其气来盛去衰,故曰钩。"《濒湖脉学》中曰:"指下极大,来盛去衰,来大去长。"又曰:"拍拍而浮是洪脉,来时虽盛去悠悠。"又如《四诊抉微》中曰:"脉洪极大,状如洪水,来盛去衰,滔滔满指。"滑伯仁曰:"大而实也,举按有余,来至大而去且长,腾上满指。"

相类脉

实脉:浮中沉取皆有力而强,大而长,应指幅幅然。如《脉理求真》中曰:"实则举按皆强,举指逼逼,不似……洪脉之来盛去衰也。"

主证

洪脉多主阳盛火亢,有力为实火,无力为虚火。如急性传染病的高热期,症见面红目赤,烦躁口渴,咽喉肿痛,二便秘结等。若因失血、脱水出现洪脉时,则为津液缺乏或血液不足的阴虚之候。如《濒湖脉学》中曰:"洪脉阳盛血应虚,相火炎炎热病居。"若久病体虚,大失血或新产之后,汗出亡津等,出现洪脉者多为逆证。

(1)阳盛火亢:如《伤寒论》中曰:"服桂枝汤,大汗出后,大烦渴不解,脉洪大者,白虎加人参汤主之。"此为血气燔灼之象,属阳明热盛之候,故脉见洪大。如《脉经》中曰:"脉洪大紧急,病速进在外,苦头发热,痈肿",亦是对此脉证而言。又如《景岳全书》中曰:"洪脉为阳,凡浮芤实大之属,皆其类也,为血气燔灼,大热之候。"《脉理求真》中曰:"洪为火气燔灼,凡烦渴、狂躁、斑疹、腹胀、头疼、面热、咽干、口疮、痈肿等症,靡不由此曲形。"

(2)阳虚:脉见浮洪,且大而无力,可见于虚劳久病,或孤阳泛上,气不归元之候。如《脉义简摩》中曰:"如洪之脉,乃阴虚假热,阳虚暴证,脉虽洪大,按而无力,此不得投以凉剂,致败胃气,又人临死,从阳散而绝者,脉必先见到洪大滑盛,乃真气尽脱于外也,不可不察。"《濒湖脉学》中曰:"肾虚阴火尺中看"又曰:"阴虚泄痢可踌躇"。如《四诊抉微》中引伯仁曰:"大脉浮取若洪而浮,沉取大而无力,为血虚,气不能相入也。"《诊宗三昧》中曰:"若病后久虚,虚劳失血,泄泻脱元,而见洪盛之脉,尤非所宜。"但凡泄痢、失血、久嗽、痨瘵等症,出现洪脉时,则属脉证不符,正虚邪盛之象,此种脉证的出现往往会使病情发生骤变。即所谓:"大则病进","大则为虚"。

(3)正常脉:四季平脉应夏季之正常脉。如《难经·第十五难》中曰:"夏脉微钩曰平",《素

问·平人气象论》中曰："夏胃微钩曰平",《素问·玉
机真脏论》中曰："夏脉者心也,南方火也,万物
之所以盛长也;故其气来盛去衰,故曰钩,反此者
病。"《脉经》中曰："夏心火旺,其脉洪大而散,名
曰平脉"。《濒湖脉学》中曰："脉来洪盛去还衰,
满指淹淹应夏时,若在春秋冬月分,升阳散火莫
狐疑。"

（4）分部主病:《濒湖脉学》中曰："寸洪心火
上焦炎,肺脉洪时金不堪。肝火胃虚关内察,肾虚
阴火尺中看。"

《脉学阐微》"洪脉分部主病表"

左寸洪:口苦、心热、心烦、目眩、目赤、口糜、
头痛。

左关洪:肝热、腹胀、胁满痛、头眩晕、心烦喜
怒、失眠、目赤。

左尺洪:淋浊、尿赤、尿频、小便赤涩、尿血、腰
痛、下肢肿痛等。

右寸洪:肺热、胸胀痛、咳嗽、喘逆、气短、痰
多、咽痛。

右关洪:胃热、脘满胀痛、灼心、恶心呕吐、食
少纳呆、嘈杂。

右尺洪:少腹胀满、腰酸痛、便燥、尿血、淋浊。

（5）兼脉主病：洪而有力为实火、洪而无力为虚火，洪大热盛，浮洪表热，虚热，沉洪里热，洪紧胸胀，便难下血，洪滑热痰。

治疗法则

如李东恒曰："如有大热，脉洪大加苦寒剂而热不退者，加石膏直清阳明而行肌热则脉必和缓。"若疮疡肿痛，气血蕴结，热结不散，肉腐化脓，脉来洪大，治宜清热，消肿，排脓为主，切不可攻下。如《金匮要略·疮痈肠痈浸淫病脉证并治篇》中曰："肠痈者……，脉洪数者，脓已成，不可攻下。"此外，凡虚劳、泄泻、失血、致使脉象洪大者，乃阴症为阳所乘，不能按照热性病处理，治宜滋阴、养血、止血、止泻为主，补脾益气即可如《四诊抉微》引盛启东曰：……凡久嗽久病之人，及失血下痢者，俱忌洪脉"这是形与证不相符合的反常现象、容易发生骤变。如朱丹溪曰："大，洪之别名，病内伤者，阴症为阳所乘，故脉大，当作虚治。外伤者，邪客于经脉亦大，当以邪胜治之，皆病方长之势也。"

脉解

洪脉的形成原因主要是由于阳盛火亢，心脏的收缩压增高，排血量增多，血气沸腾，致使脉管扩大。因此,血液的急流冲击血管壁而致使脉搏跳动呈大起大落如波涛之状。当血液向右心房回流时,心脏的舒张压降低,血液的流动呈一时性减慢,脉管壁的弹力亦相对减弱,而且暂时处于空虚状态,故脉来盛去衰。若久病阴虚,失血、新产后所出现的洪脉,是由于脉气不足,虽脉管粗大,但血流量不足,故脉象洪大空虚而无力。

十二、微　脉

(一) 脉学三字诀

脉象歌

微脉象，最难求，按欲绝，举若无。

主病歌

脉见微，诸虚候，气血微，汗自流；

男见微，形消瘦，女子微，崩带漏。

分部主病歌

左寸微，心气虚，血虚少，心惊悸；

左关微，气虚因，四肢冷，恶寒生；

左尺微，劳极形，男伤精，女血崩；

右寸微，上焦冷，气短促，痰积胸；

右关微，腹满痛，不消化，食难进；

右尺微，下焦冷，少腹痛，泄痢频。

(二) 各论

脉象

轻取时极细而无力，似有若无，欲绝未绝。如《濒湖脉学》中曰："极细而软，按之如欲绝，若有若无,细而稍长。"又曰:"微脉轻微瞥瞥乎,按之欲绝有如无。"《四诊抉微》中曰:"微脉极细,而又极软,似有若无,欲绝非绝。"《脉经》中曰:"极细而软,或欲绝,若有若无。"《诊家枢要》中曰:"微,不显也,依稀微细,若有若无为气血俱虚之候。"

相类脉

(1)细脉:以细小为特征,如丝线之应指,但无微脉之似有若无,欲绝非绝之象。如《脉理求真》中曰:"细则往来如发,而指下显然,凡弱小微濡,皆属细类,不似微脉之微弱模糊也。"

(2)弱脉:沉细而无力,轻取则无,重按乃得。《脉理求真》中曰:"弱则沉细软弱,举之如无,按之乃得,小弱分明。凡微濡细小,皆属弱类。不似微脉按之欲绝。"

(3)濡脉:浮而细软,稍按即无。如《脉理求真》中曰:"濡则虚软少力,应指虚细,如絮浮水,轻手乍来,重手乍去,凡虚微细弱,皆属濡类。不似……微脉之微细如丝。"

主证

微脉多主亡阳,多见于休克或虚脱的病人;气血虚弱,如虚痨证或崩漏带下等均可以出现微脉。

(1)亡阳:多因气血不足,元阳亏损,如休克、虚脱、四肢厥逆、自汗、失精、失血、暴泻等均可以出现微脉。如《景岳全书》中曰："微脉……乃血气俱虚之候，为畏寒，为恐惧，为怯弱，为少气，为中寒，为胀满，为呕哕，为泄泻，为虚汗，为食不化，为腰腹疼痛，为伤精失血，为眩晕厥逆，此属气血俱虚，而尤为元阳亏损，最是阴寒之候。"《诊宗三昧》中曰："气口之微，尺中之微，皆属气虚，故所见诸证，在上则为恶寒多汗，少气之患，在下则有失精脱泻少食之虞。"《脉经》中曰："脉者血气之候，气血既微，则脉亦微矣。"《伤寒论》中曰："少阴病，脉微，不可发汗，亡阳故也。"又曰："脉微而恶寒者，此阴阳俱虚。"

此外，有下焦虚寒，下利干呕，脉亦见微者。如《伤寒论》中曰："少阴病，下利，脉微者与白通汤。"倘若阴阳俱虚，四肢厥逆，脉亦见微。如《伤寒论》中曰："伤寒六七日，脉微，手足厥冷、烦躁，灸厥阴，厥不还者，死。"

（2）虚痨及妇人崩中漏下证：由于气虚下陷，脾不统血，崩中漏下，日久伤阴，气血，阴阳俱虚，故出现微脉。如《濒湖脉学》中曰："气血微兮脉亦微，恶寒发热汗淋漓，男为劳极诸虚候，女作崩中带下医。"

（3）分部主病：《四诊抉微》引滑伯仁曰："左寸微,心虚惊怯忧惕,营血不足关微,四肢恶寒拘急,尺微,伤精尿血,女人崩带,右寸微,寒痞,冷痰不化,少气,关微,胃寒气胀,食不化,脾虚噫气,腹痛,尺微,泄泻,脐下冷痛。"《濒湖脉学》中曰："寸微气促或心惊,关脉微时胀满形,尺部见之精血弱,恶寒消瘅痛呻吟。"

《脉学阐微》"微脉分部主病表"

左寸微：心气不足,肺虚气弱。

左关微：胁满,肢寒,手足拘急。

左尺微：男子伤精,女子崩漏。

右寸微：胸寒痞痛,冷痰凝结。

右关微：脾虚腹胀,食少神倦,腹痛。

右尺微：少腹胀满,脐下冷痛。

（4）兼脉主病：浮微阳虚,沉微阴虚,阳微恶寒,阴微发热,微涩亡血,微软自汗,微弦拘急,微数营虚不足,微迟气虚中寒。

治疗法则

微脉的出现多由于气血两虚、伤精失血所致,故禁用汗、吐、下三法。如《金匮要略·惊悸吐衄下血胸满瘀血病脉证治篇》中曰："亡血不可发其表,汗出则寒栗而振"。《伤寒论》中曰："太阳病,发热恶寒,热多寒少,脉微弱者,此无阳也,不可发汗,宜桂枝二越婢一汤。"又曰:"少阴病,脉微,不可发汗,亡阳故也。"又曰:"脉微而微寒者,此阴阳俱虚,不可更发汗,更下、更吐也。"又曰:"少阴病,下利清谷,里寒外热,手足厥逆,脉微欲绝,身反不恶寒,其人面色赤,或腹痛,或干呕,或咽痛,或利止,脉不出者,通脉四逆汤主之。"故微脉之治法宜温阳益气。正如《三指禅》中所曰:"微脉有如无,难容一呼吸,阳微将欲绝,峻补莫踟蹰。"

脉解

微脉为气血大虚之候。微脉的形成是由于心力衰竭,或末梢周围循环衰竭,心脏排血量减少,致使脉管细缩,血管壁弹力减弱,即为微脉。如《脉经》中曰:"脉者血气之候,气血既微,则脉亦微矣。"正常人是不会出现微脉的,在心肌梗死的初期,风湿性心肌炎,以及在休克状态下,则易出现微脉。

十三、紧　脉

（一）脉学三字诀

脉象歌

　　紧有力,似弹绳,数而急,定紧名。

主病歌

　　紧主寒,亦主疼,吐冷痰,嗽不停;

　　辨浮沉,不相同,浮表寒,沉冷痛。

分部主病歌

　　左寸紧,头项痛,心内疼,脉兼沉;

　　左关紧,胸胁痛,兼浮脉,伤寒病;

　　左尺紧,腰膝痛,少腹冷,尿不通;

　　右寸紧,鼻瘜壅,肺受寒,咳嗽重;

　　右关紧,腹冷痛,伤饮食,吐逆频;

　　右尺紧,脐下痛,或奔豚,疝气痛。

（二）各论

脉象

　　紧张有力,如转绳索,手指触及脉管有不平滑的感觉。如《濒湖脉学》中曰:"来往有力,左右弹人手,如转索无常,数如切绳,如纫算线。"《脉经》中曰:"数如切绳状"。《脉理求真》中曰:"紧则往来劲急,状如转索,虽实不坚。"《四诊抉微》中曰:"脉紧有力,左右弹手,如绞转索,如切紧绳。"《景岳全书》中曰:"紧脉急疾有力,紧搏抗指。"徐灵胎曰:"紧者脉来绷急"。

相类脉

(1)弦脉:端直而长,如按亏弦,按之不断。如《脉理求真》中曰:"弦则端直而长,举之应指,按之不移……,不似紧脉之紧急有力,状如转索弹手。"

(2)实脉:举按皆大而有力,如《脉理求真》中曰:"实则举按皆强,举指逼逼……不似紧脉之进急不和。"

(3)数脉:一息六至,应指甚速,不似紧脉之数如切绳。如《濒湖脉学》中曰:"数比平人多一至,紧来如数似弹绳。"

主证

凡是由于寒与痛引起的病证皆可出现紧脉。此外,小儿惊风或手足拘挛以及动脉硬化的病人,亦可以出现紧脉。

(1)寒性疼痛:紧为诸寒收引之象。如《脉经》中曰："诸紧为寒"。《脉理求真》中曰："紧为阴邪内闭，如脉见浮紧，则必见有头痛、发热、恶寒、咳嗽、鼻塞、身痛不眠表证；脉见沉紧，则必见有胀满、厥逆、呕吐、泻利、心胁疼痛，风痫痃癖里证，然总是阳气不到，以至如是耳。"故紧脉多见于诸痛、呕逆、伤寒、下利、惊风、宿食、冷痰等疾患。如《诊家枢要》中曰："紧……为邪风激搏，伏于营卫之间，为痛，为寒。"《濒湖脉学》中曰："紧为诸痛主于寒，喘咳风痫吐冷痰。"《景岳全书》中曰："紧脉阴多阳少，乃阴邪激搏之候，主为痛，为寒。"此外，手足麻木，拘挛等，亦可以出现紧脉。如《金匮要略·痉湿暍病脉证治篇》中曰："夫痉病，按之紧如弦，直上下行。"

（2）风寒感冒：外感风寒、寒邪束表，症见恶寒、头痛、无汗、脉象浮紧。如《伤寒论》中曰："太阳病，或已发热，或未发热，必恶寒，体痛呕逆，脉阴阳俱紧者，名为伤寒。"又曰："太阳病，脉浮紧无汗，发热，身疼痛，八九日不解，表证仍在。"

（3）动脉硬化：动脉硬化的病人亦可以出现紧脉。其状如绳索，按之滑动，急疾有力，屈曲不平，不呈直线，这是由于动脉血管内钙质沉着所致。但并非所有的动脉硬化都会出现紧脉，因为动脉硬化有多种症状。

（4）分部主病：《四诊抉微》引汪子良曰："左寸微紧伤寒，沉紧心中气逆冷痛；右寸浮紧，头疼，鼻塞，膈壅，沉紧滑，肺实咳痰；左关浮紧筋疼，沉紧胁疼，寒郁紧实疝癖；右关浮紧腹膨，沉紧腹疼吐逆；尺脉浮紧，腰脚痛，按涩则为耳闭，沉紧脐下痛，小便难，细紧小肠疝气。"《濒湖脉学》中曰："寸紧人迎气口分，当关心腹痛沉沉，尺中有紧为阴冷，定是奔豚与疝疼。"

《脉学阐微》"紧脉分部主病表"

左寸紧：头眩痛，胸闷气不舒。

左关紧：胁痛，腹胀，筋挛拘急。

左尺紧：腰痛，腿痠痛，少腹痛。

右寸紧：鼻塞，胸满气短，咳吐寒痰。

右关紧：胃脘胀痛，呕逆，膨闷不能食。

右尺紧：脐下胀痛，小便难及寒疝等。

（5）兼脉主病：浮紧伤寒，沉紧为寒积腹痛，兼实为胀痛，兼细为疝瘕，兼涩为寒痹。

治疗法则

若脉象浮紧，寒邪在表，治宜发散表邪，如《伤寒论》中曰："脉浮紧者，法当身疼痛，宜以汗解之。"若脉象沉紧或弦紧者，脾阳不振，寒以内生，治宜温阳健脾，温中散寒。如《金匮要略·腹满寒疝宿食病脉证治篇》中曰："腹痛脉弦而紧，弦则卫气不行，即恶寒，紧则不欲食，邪正相搏，即为寒疝，寒疝绕脐痛，若发则白汗出，手足厥冷，其脉沉紧者，大乌头煎主之。"又曰："胁下偏痛，发热，其脉紧弦，此寒也，以温药下之，宜大黄附子汤。"此外，若宿食，寒积在内，症见腹胀，便秘，恶寒肢冷，苔白腻，脉紧者，治宜温中散寒，消食止痛之法。如《金匮要略·腹满寒疝宿食病脉证治篇》中曰："紧脉如转索无常者，宿食也"，又曰："脉紧，头痛风寒，腹中有宿食不化也。"

脉解

因为寒邪与疼痛都可以引起血管的收缩，手足拘挛时亦能引起血管的痉挛，血管的收缩与痉挛出现，均可使脉搏张缩，如此，血液在血管内左右冲击，故出现紧张有力，按之搏指，如转绳索之脉象，即为紧脉。

十四、缓 脉

(一)脉学三字诀

脉象歌

缓而慢,动无偏,和风舞,四至间。

主病歌

缓主湿,脾不健,或痿痹,或伤寒;

平人脉,亦见缓,有神气,应指间。

分部主病歌

左寸缓,心虚甚,神恍惚,或怔忡;

左关缓,风眩晕,腹气结,胁胀闷;

左尺缓,肾水枯,妇人逢,月经无;

右寸缓,肺气弱,气不足,言语少;

右关缓,湿伤土,虚腹胀,并呕吐;

右尺缓,下焦冷,真阳衰,少腹痛。

(二)各论

脉象

一息四至,从容和缓,不大不小,不快不慢,不强不弱,无偏盛偏衰之象,所谓有胃气是也,此乃平人之脉。缓无胃气者曰病缓脉。如《濒湖脉学》中曰:"去来小快于迟,一息四至,如丝在经,不卷其轴,应指和缓,往来甚匀,如初春杨柳舞风之象,如微风轻飐柳梢。"又曰:"缓脉阿阿四至通,柳梢袅袅飐轻风,欲从脉里求神气,只在从容和缓中。"《脉经》中曰:"去来亦迟,小驶于迟。"《诊家枢要》中曰:"缓,不紧也,往来舒缓。"《脉理求真》中曰:"缓则来去和缓,不疾不徐。"

相类脉

(1)迟脉:一呼吸脉来三至。如《脉理求真》中曰:"迟则呼吸定息不及四至,举按皆迟。不似……缓脉之去来徐缓也。"

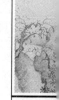

(2)长脉:首尾端直,过于本位,脉来和缓。如《诊家正眼》中曰:"长脉迢迢,首尾俱端,直上直下,如循长竿。"

(3)濡脉:浮而细软,稍按即无。如《脉理求真》中曰:"濡则虚软少力,应指虚细,如絮浮水,轻手乍来,重手乍去。"《脉经》中曰:"软脉即软而浮细"。

(4)虚脉:举按皆迟大而无力。如《脉理求真》中曰:"虚则豁然浮大而软,按之不振,如寻鸡羽,久按根底不乏不散。"

（5）微脉：轻取极细无力，似有似无，欲绝未绝。如《脉理求真》中曰："微则似有若无，欲绝不绝，指下按之，稍有模糊之象。"《濒湖脉学》中曰："极细而软，按之如欲绝，若有若无，细而稍长。"

（6）弱脉：细小而无力，轻取则无，重按乃得。如《脉理求真》中曰："弱则沉细软弱，举之如无，按之乃得，小弱分明。"《脉经》中曰："极软而沉细，按之欲绝指下。"《四诊抉微》中曰："弱脉细小，见于沉分，举之则无，按之乃得。"

主证

缓脉多主风与湿，如外感中风，风湿痹痛等。此外，脾虚消化不良，腹泻，反胃呕吐等亦可以出现缓脉。缓病脉多与其他病脉相兼互见。如《四诊抉微》中曰："缓为胃气，不主于病，取其兼见，方可断证。"正如李时珍在《濒湖脉学》中曰："分别浮沉大小区"。以此来辨别缓脉之主病，甚为妥当。

若脾虚时所出现的缓脉，为缓而无力，脉少神气，否则，即为正常人之脉象。常人之缓脉，表示正气充沛，脾胃调和，健康无病，谓之平脉。如《景岳全书》中曰："缓脉有阴有阳，其义有三，凡从容和缓，浮沉得中者，此是平人之正脉。"此外，若病重时出现缓脉则为邪去正复之佳兆。

（1）风与湿：凡风湿痿痹的病人，正气虚弱，风寒湿痹之邪侵入筋骨，滞留不去，发为风湿痹痛，如《金匮要略·黄疸病脉证并治篇》中曰："寸口脉浮而缓，浮则为风，缓则为痹。"《伤寒论》中曰："太阳病，发热汗出恶风，脉缓者，名为中风。"《濒湖脉学》中曰："缓脉营衰卫有余，或风或湿或脾虚，上为项强下痿痹分别沉浮大小区。"《脉经》中曰："寸口脉缓，皮肤不仁，风寒在肌肉。"

（2）脾虚：凡阳虚不足，脾土衰微，症见恶寒肢冷，腹寒，泄泻等，皆可出现缓脉。如《景岳全书》中曰："若虚寒者，必缓而迟细，为阳虚、为畏寒、为气怯、为疼痛、为眩晕、为痹弱、为痿厥、为怔忡健忘，为饮食不化、为鹜溏飧泄，为精寒肾冷，为小便频数。"如《金匮要略·中风历节病脉证并治篇》中曰："寸口脉迟而缓，迟则为寒、缓则为虚。"等，皆属此类。

（3）噎膈反胃：有部分噎膈反胃的病人，症见呕吐呃逆，咽下不利，胸膈满闷等，可以出现缓脉。如《三指禅》中曰："凡遇噎膈反胃，脉未有不缓者。"

（4）健康人之平脉：健康无病的病人，可以见到从容和缓的缓脉。如《三指禅》中曰："四时之脉，和缓为宗"。又曰:"四至调和百脉通,浑涵元气此身中。"《濒湖脉学》中曰:"缓脉阿阿四至通,……,欲从脉里求神气,只在从容和缓中。"《脉理求真》中曰:"缓为平人正脉,无事医治。"

(5)分部主病:《四诊抉微》中引汪滑合曰:"两寸浮缓,伤风项背急痛,左寸沉缓心气虚,怔忡健忘;右寸沉缓,肺气虚短;左关浮缓,风虚眩晕,沉缓气虚,腹胁气结;右关浮缓,腹膨,沉缓,脾胃气虚少食,从容和缓为平;尺逢浮缓,足痿;左尺沉缓,肾虚冷,小便数,女人月事多,右尺沉缓,泄泻,肠风入胃。"《濒湖脉学》中曰:"寸缓风邪项背拘,关为风眩胃家虚,神门濡泄或风秘,或是蹒跚足力迂。"

《脉学阐微》"缓脉分部主病表"

左寸缓:心虚怔忡,健忘胸满,气短。

左关缓:风虚眩晕,左胁胀闷不适。

左尺缓:腰痛足痿,小便数,遗精。

右寸缓:肺虚,咳逆,气短。

右关缓:脾虚脘闷,腹胀少食。

右尺缓:腹冷泄泻,少腹冷痛。

(6)兼脉主病:浮缓风湿,沉缓寒湿,缓大伤风,缓弱气虚,缓涩血虚,缓滑痰滞,缓细湿痹,缓而有力为有余,多见于燥热证;无力为不足,多见于虚寒证。

治疗法则

缓脉病证的治疗原则是以祛风除湿为主,但必须顾及所兼之脉证,而治以清热,或温阳,或散寒,或健脾等法。如李东垣在《脾胃论》中曰:"如脉缓,怠惰思卧,四肢不收或大便溏泄,此湿胜,以平胃散。"《素问·至真要大论》中曰:"诸湿肿满,皆属于脾"。所以,诸湿证的治疗大法,必须在祛湿,利湿的同时,兼以扶正健脾,使脾健则湿自去矣。如《金匮要略·中风历节病脉证并治篇》中曰:"缓则为虚"。认为缓脉以脾虚为主,如见缓脉者,应当首先健脾为宜。由于脾的功能主运化水湿,喜燥而恶湿,所以,若见诸湿证当先实脾,使脾气得升,则湿邪可除矣。虽然如此,但临证时不可拘泥一法,必须辨证论治,方不失中医之特色。正如《脉理求真》中曰:"尤必察其有力无力,以为区别,如使缓大有力,则为有余,其症必见燥热;缓软无力,则为不足,其症必见虚寒。岂可一见是缓,便指属虚,而不合症为之分别乎。"

脉解

由于湿性黏腻,若气机被湿所困,阻滞脉道,使脉道弛缓,故脉见怠慢缓滞之象;若由于气血不足,则脉道不能充盈,故脉见缓弱无力,皆为病脉。若百脉通畅,脉来从容不迫,和缓有神,来去均匀,脉道软硬适中,不大不小,不浮不沉,一息四至,中医称此为有胃气之脉,是正常之脉象。

十五、芤 脉

（一）脉学三字诀

脉象歌

芤脉形，状如葱，两边实，中间空。

主病歌

芤脉因，血管空，大失血，血不充；

呕吐衄，取左寸，胃肠痛，尺下红。

分部主病歌

左寸芤，血妄行，鼻中衄，口吐红；

左关芤，瘀血证，两胁胀，或胸痛；

左尺芤，下流红，女子逢，崩漏证；

右寸芤，血积胸，鼻衄血，痰带红；

右关芤，肠胃痛，胃脘痛，溃疡成；

右尺芤，大便红，非痔漏，即肠风。

（二）各论

脉象

芤脉浮大中空而软，如按葱管状。如《脉经》
中曰："芤脉浮大而软，按之中央空，两边实。"《濒湖脉学》中曰:"芤形浮大软如葱,边实须知内已空。"又曰:"浮大中空乃是芤"。《脉理求真》中曰:"芤则如指着葱,浮取得上面之葱皮,却显弦大,中取减小空中,按之又着下面之葱皮而有根据。"《四诊抉微》中曰:"芤乃草名,绝类慈葱,浮沉俱有,中候独空。"

相类脉

(1)虚脉:浮大而迟,按之无力,似空非空。如《脉经》中曰:"虚脉,迟大而软,按之不足,隐指豁豁然空。"《脉理求真》中曰:"虚脉……不似芤脉之豁然中空,按之渐出。"

(2)革脉:弦而芤,浮而搏指,按之有弦硬感,形如按鼓皮。如《诊宗三昧》中曰:"革则弦大而数,浮取强直而按则中空。"《濒湖脉学》中曰:"芤更带弦名为革"。

主证

由于各种原因引起的失血证,或再生障碍性贫血等,皆可以出现芤脉。如《金匮要略·血痹虚劳病脉证并治篇》中曰:"脉极虚芤迟,为清谷、亡血、失精。"

(1)亡血:凡各种失血,如吐血、衄血、咯血、便血、尿血、崩中漏下(子宫出血)、外伤出血等,由于阴血大伤,气无所依而随之亦脱。症见面色㿠白,出冷汗,甚至晕厥等,均可以出现芤脉。如《诊家枢要》中曰:"芤,浮大而软,寻之中空傍实,傍有中无,诊在浮举重按之间,为失血之候。"《景岳全书》中曰:"芤脉为孤阳脱阴之候,为失血脱血,为气无所归,为阳无所附。"《脉诀刊误》中曰:"荣行脉中,是血在脉中行,脉以血为形……故芤脉中空者,血之脱也。"《脉理求真》中曰:"芤为血虚不能濡气,其症必见发热、头昏、目眩、惊悸、怔忡、喘急、盗汗、失血、脱血。"这里特别指出:凡一般血证,如轻微出血者,尚未引起大出血时,则不可能会出现芤脉,必须是在大出血或突然出血时且出血量过多,致使脉管内血液骤然减少,血管张力明显降低时,才会出现芤脉。

（2）失精、遗泄:如《脉诊》中曰:"凡失精遗泄日久,肾阴内亏,肾虚不藏,亦可见芤脉。"《金匮要略·血痹虚劳病脉证并治篇》中曰:"夫失精家,少腹弦急、阴头寒、目眩、发落、脉极虚芤迟,为清谷,亡血、失精。"

（3）分部主病:《四诊抉微》中曰:"左寸芤,主心血妄行,为吐衄;关芤,主胁间血气痛,肝虚不能藏血,亦为吐血目暗;尺芤,小便血,女人月事为病,右寸芤,肺家失血,为衄为呕;关芤,肠痈下脓血,及呕血不食;尺芤,大便血。"《濒湖脉学》中曰:"寸芤积血在于胸,关里逢芤肠胃痛,尺部见之多下血,赤淋红痢漏崩中。"

《脉学阐微》"芤脉分部主病表"

左寸芤:心血妄行,为吐衄。

左关芤:胁间血气痛,肝不藏血,为吐血目暗。

左尺芤:大便下血,痔漏出血,女子崩漏。

右寸芤:咳嗽吐血,为衄为呕血。

右关芤:肠痈下血,及呕血不食。

右尺芤:大便下血,尿血,女子经病。

（4）兼脉主病:浮芤失血,气阴两伤;芤数阴虚,芤虚失精亡血。如《脉理求真》中曰:"然或芤见微曲,则芤必挟瘀积阻滞,芤兼弦强搏指,症见血溢身热,则芤又为真阴槁竭,所以芤挟瘀积阻滞,止属一部两部独见,若至左右皆芤,或兼弦搏,定为必死之候,无足异也。"

治疗法则

对于急性失血而出现芤脉时,应遵循"有形之血难以速生,无形之气法当急固"之原则,治宜补气摄血,须急服独参汤以救其脱,投当归补血汤以益气补血。此外,若大吐、暴泻、津液大伤而发生严重脱水时,脉来浮大而芤,治宜益气养阴、生津之法。如《温病条辨》之曰:"太阴温病,脉浮大而芤,汗大出,微喘,甚至鼻孔扇者,白虎加人参汤主之;脉若散大者,急用之,倍人参。"此属于温病高热、或大吐大泻、伤津之候。而出现浮大无力之芤脉,故治宜清热生津之法。

若失精遗泄者,可用桂枝龙骨牡蛎汤,以培补真元,固肾摄精。若见浮芤散大脉者,多属危证,不治之候。

脉解

由于失血伤精,血液减少,血管空虚,不能充盈,同时,营气不足,血管壁弹力减弱,故脉见浮大中空,软如葱管之状,即为芤脉。

十六、弦　脉

（一）脉学三字诀

脉象歌

　　弦长直，按不迁，应指来，似丝弦。

主病歌

　　肝经病，脉急弦，健康人，春缓弦，

　　痰饮病，疟疾缠，腹寒痛，脚拘挛。

分部主病歌

　　左寸弦，心内痛，膈生痰，或头痛；

　　左关弦，癥瘕证，寒热起，疟缠身；

　　左尺弦，少腹痛，弦兼滑，腰膝痛；

　　右寸弦，肺感风，咳嗽喘，或胸疼；

　　右关弦，胃寒因，腹中痛，并痰饮；

　　右尺弦，足拘挛，或疝痛，下焦寒。

（二）各论

脉象

　　端直而长，如按弓弦，按之不断。如《素问·玉机真脏论》中曰："故其气来，软弱轻虚而滑，端直以长故曰弦。"《脉经》中曰："弦脉,举之无有,按之如弓弦状。"《濒湖脉学》中曰："端直以长,如张弓弦,按之不移,绰绰如按琴瑟弦,状若筝弦,从中直过挺然指下。"又曰："弦脉超超端直长",又曰:"弦脉端直似丝弦"。《脉理求真》中曰："弦则端直而长,举之应指,按之不移。"

相类脉

(1)紧脉:紧张有力,如转绳索。如《脉理求真》中曰："紧则往来劲急,状如转索,虽实不坚。"又曰:"凡弦数之属,皆属紧类,不似弦脉之端直如弦。"

(2)革脉:浮而搏指,按之不移,中空外坚,呈弦硬之感。如《脉理求真》中曰："革则弦大而数,浮取强直,而按则中空。凡芤牢紧脉,皆属此类,不似紧脉按之劈劈,弦脉按之不移。"

(3)牢脉:沉取实大而长,且有力,略带弦象。如《脉理求真》中曰："牢则弦大而长,按之强直搏指,状如弦缕。"

主证

各种疼痛和拘挛均可以出现弦脉:如各种神经痛,胃痉挛或手足拘挛等证。此外,肝阳上亢型的高血压病,肝胆疾患,痰饮,疟疾等亦可见到弦脉。如《四诊抉微》引滑伯仁曰："弦为血气收敛，为阴中伏阳，或经络间为寒所入，为痛、为疟、为拘急、为寒热、为血虚盗汗、为寒凝气结、为疝、为饮、为劳倦、双弦胁急痛、弦长为积。"弦脉可主肝病，如《脉经》中曰："脉来如弓弦者，肝脉也。"

（1）疼痛与拘挛：凡神经性疼痛，如头痛，偏头痛，三叉神经痛，肋间神经痛，腹痛，胆绞痛，疝痛，手足拘挛等均可出现弦脉。如《伤寒论》中曰："脉弦者，必两肋拘急。"《金匮要略·趺蹶手指臂肿转筋阴狐疝蚘虫病脉证治篇》中曰："转筋之为病，其人臂脚直，脉上下行，微弦……。"《金匮要略·腹满寒疝宿食病脉证治篇》中曰："寸口脉弦者，即胁下拘急而痛，其人啬啬恶寒也。"《金匮要略·痰饮咳嗽病脉证并治篇》中曰："脉沉而弦者，悬饮内痛。"《濒湖脉学》中曰："寸弦头痛膈多痰，饮痰寒热察左关，关右胃寒心腹痛，尺中阴疝脚拘挛。"又如《金匮要略·痉湿暍病脉证治篇》中曰："夫痉脉，按之紧，如弦，直上直下。"此指痉病之脉为弦劲有力。

（2）痰饮：凡痰饮内停，症见咳逆，短气，胁痛，喘满者可见弦脉。如《金匮要略·痰饮咳嗽病脉证并治篇》中曰："脉双弦者，寒也……脉偏弦者,饮也。"又曰:"咳家其脉弦,为有水十枣汤主之。"《濒湖脉学》中曰:"痰饮寒热疟缠身"。

(3)疟疾:凡疟疾,症见寒热往来,发作有时,多见弦脉。如《金匮要略·疟病脉证并治篇》中曰:"疟脉自弦,弦数者多热,弦迟者多寒。"

(4)肝郁:凡情志不遂,肝失疏泄,肝气郁结。症见胸闷,胁痛,纳差等,多见弦脉。如《濒湖脉学》中曰:"弦应东方肝胆经",又曰:"肝经木旺土应伤,怒气胸满常欲叫,翳蒙瞳子泪淋浪。"此论述比较全面地概括了弦主肝病,肝气犯胃等所出现的一些症状。临床上可见于肝炎,胆囊炎,肋间神经痛以及某些眼部疾患。

如果肝炎患者出现左关脉弦大者,肝功能多有严重损害,转氨酶可增高。

(5)肝阳上亢:肝阳亢进,多见于高血压病,神经官能症。症见头痛目眩,耳鸣,急躁易怒等。如《脉经》中曰:"肝病,其色青,手足拘挛,胁下苦满,或时眩冒,其脉弦长此为可治。"《脉理求真》中曰:"弦……然总由于木盛土衰水亏而成。"

(6)四季平脉:弦脉应春季之正常脉。弦脉在时应春,在脏应肝。健康人在春季多见弦脉。如《难经·第十五难》中曰:"春脉微弦曰平"。《素问·玉机真脏论》中曰:"春脉如弦,何如而弦? 歧伯对曰:春脉者,肝也,东方木也。万物之所以始生也,故其气来,软弱轻虚而滑,端直以长,故曰弦,反此者病。"

(7) 分部主病:《四诊抉微》中曰:"左寸弦,头痛盗汗,浮弦沉大心痛;右寸弦,头痛,痰嗽;左关弦,寒热癥瘕;右关弦,胃寒腹痛,弦细少食怠惰;尺浮弦急,下部为痛,沉弦细涩,阴症寒羁,右尺拘挛疝痛。"《濒湖脉学》中曰:"浮沉迟数须分别,大小单双有重轻。"

《脉学阐微》"弦脉分部主病表"

左寸弦:心悸、头痛、盗汗。

左关弦:胁满痛,冷热癥瘕。

左尺弦:少腹、腰膝疼痛。

右寸弦:胸满,痰嗽气短。

右关弦:胃寒腹痛。

右尺弦:寒疝、脚挛急。

(8) 兼脉主病:弦为肝风,主痛主疟,弦而兼浮,忿怒挟表;弦而兼沉,气郁不舒;弦而兼数,肝火上炎;弦而兼迟,痼冷停积;弦而兼紧,瘀血疝瘕;弦而兼细,手足拘急;弦而兼滑,痰饮内停;弦大无力,为虚为寒;弦长积滞,双弦主胁急痛。

治疗法则

弦脉之所见病证较为繁多,故治法亦各有不同。如痰饮病之治法;凡脾胃阳虚,痰饮内停者,症见咳逆,喘满,心悸,气短,脉弦。其治法应遵照仲景之法,当以温药和之,选用苓桂术甘汤是治疗痰饮的代表方剂。如《金匮要略·痰饮咳嗽病脉证并治篇》中曰:"咳家其脉弦,为有水,十枣汤主之。"其他详细内容,请参照有关专著。

眩晕之治法:高血压病见弦脉者,多属肝阳上亢型。症见头痛目眩,甚至晕仆抽搐等,此为肝阳上逆,肝火过旺,甚或肝风内动而致惊厥等,治宜平肝熄风,滋阴降火为主。如《素问·玉机真脏论》中曰:"其气来实而强,此谓太过……,太过则令人善忘,忽忽眩冒而巅疾。"凡神经官能症,脉见弦者,亦可参照此法治疗。

诸痛证之治法:诸痛证泛指胃痛、腹痛、头痛、胸胁痛、各种神经痛等。若痛证出现弦脉时,多为血气不和,气逆邪胜所致。治宜舒肝理气为主,倘若弦而兼紧者,治以温药和之。如《金匮要略·腹满寒疝宿食病脉证治篇》中曰:"腹痛,脉弦而紧,弦则卫气不行,即恶寒,紧则不欲食,邪正相搏,即为寒疝,寒疝绕脐痛者,若发则白汗出,手足厥冷,其脉沉紧者,大乌头煎主之。"

肝胆疾患治法:凡肝郁不畅,肝失疏泄,症见胸满胁痛,恶心呕吐,纳呆乏力,脉弦。多见于慢性肝炎,胆囊炎等疾患。此由于肝气郁结,木盛土衰,脾虚胃弱所致。治法以疏肝解郁健脾为主。如《四诊抉微》引张路玉曰:"凡病脉弦,皆阳中伏阴之象,虚证误用寒凉,两尺脉必双弦,胃虚冷食停滞,气口多见弦脉在伤寒表邪全盛之时,中有一部见弦,或兼迟兼涩,便是挟阴之候,客邪虽盛,急须温散,汗下猛剂,咸非所宜。"可见弦脉多为挟阴,虚证,若使用寒凉汗下之法时,须谨慎为妥。

脉解

各种神经痛、痉挛病等,均可致使脉管纤维神经紧张,所以会出现按如琴弦,端直而长之弦脉。如肝阳上亢的高血压病,由于动脉血压增高,脑神经兴奋,其脉管纤维神经亦有可能处于紧张状态。因为此类型之高血压发病的原因多与神经因素有着密切的关系,临床所见长期的精神紧张或情绪激动,均可导致血压的升高,这是由于神经系统功能紊乱,兴奋和抑制过程平衡失调,而神经兴奋过程占优势,结果会导致脉管痉挛或拘急,所以脉搏呈弦劲之象,即为弦脉。

凡诸寒诸痛者,皆可致使小动脉呈现拘急之状态,故脉见端直而长,如按弓弦之弦脉。如《诊家枢要》中曰:"弦……,为血气收敛,为阳中伏阴,或经络间为寒所滞。"如李东垣曰:"弦脉,总是阴阳不和,肝气上逆。"

　　显而易见,古人对弦脉的产生机制,早有明确的认识,给后人的学习与研究提供了可靠的依据。

十七、革 脉

（一）脉学三字诀

脉象歌

革脉象，芤而弦，按鼓皮，虚而坚。

主病歌

阴已亡，革脉坚，失血后，生血难，
男遗精，女半产，虚寒证，疝瘕见。

分部主病歌

左寸革，心虚证，胸中闷，心绞痛；
左关革，癥瘕病，右胁胀，脘满痛；
左尺革，肾虚因，遗精泄，腰酸困；
右寸革，金气壅，气短促，痰上涌；
右关革，胃虚痛，不思食，腹满形；
右尺革，多殒命，女半产，崩漏证。

（二）各论

脉象

浮而搏指，有弦硬之感，中空外坚，形如按鼓
皮。如《濒湖脉学》中曰："弦而芤，如按鼓皮。"又

曰:"革脉形如按鼓皮,芤弦相合脉寒虚。"《金匮要略·惊悸吐衄下血胸满瘀血病脉证治篇》中曰:"寸口脉弦而大……此名曰革。"《诊宗三昧》中曰:"弦大而数,浮取强直,重按中空,如按鼓皮。"徐春甫亦曰:"革为皮革,浮弦大虚,如按鼓皮,内虚外急。"

相类脉

(1)紧脉:紧张有力,如转绳索。如《脉理求真》中曰:"革脉……不似紧脉按之劈劈。"

(2)弦脉:端直而长,如按弓弦,按之不断。如《脉理求真》中曰:"弦则端直如长,举之应指,按之不移。"

(3)芤脉:浮大中空,按如葱管。如《濒湖脉学》中曰:"浮大而软,按之中央空,两边实。中空外实,状如慈葱。"

(4)虚脉:举按皆无力而迟大,似空非空。如《四诊抉微》中曰:"虚脉浮大而迟,按之无力。"

(5)牢脉:沉取实大而长,有力略带弦象,有牢固之意。如《诊宗三昧》中曰:"牢脉者,弦大而长,举之减少,按之实强,如弦缕之状。"《濒湖脉学》中曰:"弦长实大脉牢坚,牢位常居沉伏间。"

主证

凡男子失精亡血,女子半产漏下,癥瘕等虚寒证,而致气阴两伤,精血大亏时,均可以出现革脉。如《金匮要略·惊悸吐衄下血胸满瘀血病脉证治篇》中曰:"寸口脉弦而大,弦则为减,大则为芤,减则为寒,芤则为虚,寒虚相搏,此名曰革,妇人则半产漏下,男子则亡血。"《濒湖脉学》中曰:"女人半产并崩漏,男子营虚或梦遗。"

(1)分部主病:《四诊抉微》中曰:"左寸革者,心血虚痛;右寸革者,金衰气壅;左尺得革,精空可必;右尺得革,殒命为忧;女人得之,半产漏下;左关革者,疝瘕为祟;右关革者,土虚而痛。"

《脉学阐微》"革脉分部主病表"

左寸革:胸闷,气短,心悸,胸中有压缩感,心绞痛,心烦等;

左关革:左胁胀疼,心烦喜怒,脘满不思食;

左尺革:腰酸痛,遗精早泄,失眠,尿频,记忆力不集中,健忘等;

右寸革:咳喘胸闷,气短不足以息,喘促,痰涌等;

右关革:腹胀脘满,食少,消化迟钝,胃疼等;

右尺革:腹胀神疲,女人崩漏半产,腰酸痛等。

（2）兼脉主病：革脉为弦脉与芤脉之合并脉，所以具有两者之共性，其病症为虚，为寒。如《诊家正眼》中曰："革主表寒，亦属中虚。"

治疗法则

凡亡精失血，半产漏下，肾阳不足，腹寒阴冷，脉见革脉者，治宜补阳摄阴，益气养血为主，若虚寒甚者，则治宜温补肾阳当先。如《脉理求真》中曰："凡亡血失精，肾气内惫，或虚寒相搏，故脉少和柔，而有中空之状。若不固肾补精，舒木除寒，而以革浮属表，妄用升发，其不真阴告绝者鲜矣。"

脉解

革脉多由于失血后贫血，或阴虚气伤而引起的脉管拘急现象，但由于血管中血液减少，气无所依，浮越于外，则脉管不充，即形成浮而弦硬，中间空，按之搏指，状如鼓皮之革脉。

十八、牢 脉

（一）脉学三字诀

脉象歌

牢实大，合弦长，沉伏间，有力强。

主病歌

牢属寒，久病藏，癥瘕疝，何愁肠，

木乘土，腹痛胀，失血家，阴必亡。

分部主病歌

左寸牢，心寒痛；

左关牢，肝积应；

左尺牢，奔豚证；

右寸牢，贲息定；

右关牢，侮脾乘；

右尺牢，癥瘕痛。

（二）各论

脉象

牢脉沉取实大而长且有力，微带弦象，有牢固之意。如《诊家正眼》中曰："牢在沉分，大而弦实，浮中二候,了不可得。"又曰:"按牢有二义,坚牢固实之义,又深居在内之义。"《濒湖脉学》中曰:"似沉似伏,实大而长,微弦。"《千金方》中曰:"按之实强,其脉有似沉似伏,名曰牢。"

相类脉

(1)实脉:举按时皆有力,坚实而大。如《脉理求真》中曰:"牢脉……,不似实脉之滑实流利。"

(2)革脉:浮而鼓指,中空外坚,形如按鼓皮。如《脉理求真》中曰:"牢脉……,不似……革脉之按之中空也。"

(3)伏脉:伏脉之象,按至筋骨乃得,而牢脉却在沉脉与伏脉之间,实大有力,并且具有弦、长、实、大四种不同脉象的综合特征。如《濒湖脉学》中曰:"弦长实大脉牢坚,牢位常居沉伏间。"故伏脉具有隐伏深沉之意,必须推至筋骨,重按始得。正如《诊家正眼》中所曰:"推筋至骨,始得其形"。如《脉理求真》中曰:"牢脉……,不似……伏脉之慝伏涩难。"

主证

牢脉多主阴寒内伏,癥瘕积聚,心腹诸痛等证。若一切阴虚失血证,如果出现牢脉时多为逆证。此外,动脉硬化的病人,亦可以出现牢脉。如

《濒湖脉学》中曰:"寒则牢坚里有余,腹心寒痛木乘脾,疝癥癥瘕何愁也,失血阴虚却忌之。"

(1)分部主病:《四诊抉微》中曰:"左寸牢者,伏梁为患;右寸牢者,息奔可定;左尺得牢,奔豚为患;右尺得牢,疝瘕痛甚;左关牢者,肝家血积;右关牢者,阴寒痞积。"

(2)兼脉主病:沉牢冷积,迟牢固冷。

治疗法则

牢脉多见于阴寒内积,心腹寒痛,瘕瘕积聚,证属阴,故治以温中扶土,或温补肾阳为主。但牢脉多属顽疾危候,临证时必须遵照中医"辨证论治"之原则,灵活掌握,合理治疗。如《脉理求真》中曰:"牢为坚积内着,胃气将绝之候,故或见为湿痉拘急,寒疝暴逆,坚积内伏,治甚非易。倘不审其所因,而谓牢为内实,用以苦寒,或因思食而以濡滞恣啖,则其病益固矣。"

脉解

由于寒邪可导致脉管拘急,久病则脉气潜伏。故此,牢脉之象为弦长实大,须重按乃得,因其深居在内,似沉似伏,坚实而牢固,且病属寒实,故脉实而有力。如许叔微曰:"牢则病气牢固,在虚证绝无此脉,惟风痉拘急,寒疝暴逆,坚积内伏,乃有此脉。"

　　动脉硬化是由于动脉内膜类脂质沉着,并在内膜伴有纤维组织增生而形成限局性的斑块,因而致使动脉管变硬。所以,动脉硬化的病人常会见到牢脉。

十九、濡 脉

（一）脉学三字诀

脉象歌

濡脉形、细而柔、水浮棉、浮中求。

主病歌

气血微,脉见濡,精血伤,濡而浮,

骨中蒸,盗汗流,湿侵脾,或崩漏。

分部主病歌

左寸濡,心虚空,常盗汗,或怔忡;

左关濡,气血损,神恍惚,筋挛痛;

左尺濡,尿数频,精血少,或崩中;

右寸濡,肺气壅,发寒热,胸中闷;

右关濡,脾虚困,体肿倦,食少进;

右尺濡,下元冷,虚寒生,泻痢频。

（二）各论

脉象

濡即软的意思。濡脉之脉象即为浮而细软,稍按无力,如水面上漂绵一样轻浮。如《濒湖脉学》

中曰:"极软而浮细,如帛在水中,轻手相得,按之无有,如水上浮沤。"又曰:"濡形浮细按须轻,水面浮绵力不禁。"《四诊抉微》中曰:"濡脉细软,见于浮分,举之乃见,按之即空。"《诊家枢要》中曰:"濡无力也,虚软无力,应手散细,如绵絮之浮水中,轻手乍来,重手即去。"

相类脉

(1)弱脉:沉而细小无力,轻取即无。如《四诊抉微》中曰:"弱脉细小,见于沉分,举之则无,按之乃得。"《脉简补义》中曰:"浮则为濡,沉则为弱。"《濒湖脉学》中曰:"浮而柔细知为濡,沉细而柔作弱持。"

(2)微脉:轻取极细无力,似有若无,欲绝未绝。如《四诊抉微》中曰:"微脉极细,而又极软,似有若无,欲绝非绝。"《濒湖脉学》中曰:"微则浮微如欲绝"。

(3)细脉:沉细而小,应指细直而软,状如丝线。如《濒湖脉学》中曰:"细来沉细近于微",《脉理求真》中曰:"细则往来如发,而指下显然。"《诊家正眼》中曰:"细之为义,小也,状如线也。"

(4)虚脉:浮大而软,迟而无力。如《濒湖脉学》中曰:"举之迟大按之松,脉状无涯类谷空。"

《脉理求真》中曰:"虚则豁然浮大而软,按之不振,如寻鸡羽,久按根底不乏不散"。又曰:"濡脉……,不似虚脉之脉大无力。"

(5)芤脉:浮大中空而软,两边实,如按葱管状。如《脉经》中曰:"芤脉浮大而软,按之中央空,两边实。"

主证

濡脉多主气血虚微。如阴虚失血,崩中漏下,自汗遗精,或结核病人骨蒸盗汗等均可出现濡脉。此外,脾虚湿盛,慢性腹泻等亦可以见到濡脉。如果是脾肾之气衰极时所出现的濡脉,即为无根之脉,预后多不良。

(1)气血虚:凡亡血阴虚,崩中漏下,骨蒸潮热,遗精,结核盗汗等证均可以出现濡脉。如《濒湖脉学》中曰:"濡为亡血阴虚病,髓海丹田暗已亏,汗雨夜来蒸入骨,血山崩倒湿侵脾。"《金匮要略·血痹虚劳病脉证并治篇》中曰:"夫男子平人,脉大为劳,极虚亦为劳。"所言"极虚"之脉象即指浮而细软之濡脉,或指沉细如绵之弱脉,非单独指虚脉也。《诊家枢要》中曰:"濡……,为气血俱不足之候,为少气,为无血,为疲损,为自汗,为下冷,为痹……,尺濡,男为伤精,女为脱血。"

（2）脾虚湿盛：由于脾阳虚衰，寒湿困脾，运化无权而致脾虚湿盛。症见泄泻，纳差，胸闷，腹胀，少气，懒言等可出现濡脉。如《脉理求真》中曰："濡为胃气不充，凡内伤，泄泻，自汗，喘乏多有是脉。"

（3）分部主病：《四诊抉微》中曰："濡主阴虚，髓竭精伤，左寸濡者，健忘惊悸；濡在左关，血不荣筋；左尺得濡，精血枯损；右寸濡者，腠虚自汗；濡在右关，脾虚湿侵；右尺得濡，火败命乖。"《濒湖脉学》中曰："寸濡阳微自汗多，关中其奈气虚何，尺伤精血虚寒甚，温补真阴可起疴。"

《脉学阐微》"濡脉分部主病表"

左寸濡：心虚惊悸，胸满气短，盗汗，失眠。

左关濡：右胁胀满不适，心烦喜怒，血不荣筋而筋挛疼痛。

左尺濡：男子伤精，女子脱血，腰腿酸痛。

右寸濡：吐逆憎寒，胸闷，气短，自汗。

右关濡：脾胃虚弱，胃脘胀闷，消化迟钝，虚肿，身倦，食少。

右尺濡：下元虚冷、肠虚泄泻，便溏，肢冷。

（4）兼脉主病：数濡湿热，濡而细者，湿侵脾虚，濡而弦者，眩晕肢麻。

治疗法则

濡为胃气不充,多主虚与湿证,治宜补气健脾,化湿为主,兼证者,可随证调治。如《脉理求真》中曰:"……濡脉多责胃气不充,或外感阴湿,故治宜温补而不可用伤残之药耳。"

脉解

濡脉的形成多由于气血两虚,产后体弱,心力衰竭,心脏搏动力弱,所以排血量减少,血管不能充盈而细缩;或由于湿邪弥漫,正气受遏,致使脉管壁松弛,弹力减弱,故脉见浮而细软,按之无力,如水上浮绵,即为濡脉。

二十、弱　脉

（一）脉学三字诀

脉象歌

弱无力，见于沉，柔而细，重按寻。

主病歌

脾胃弱，阳虚证，自汗出，少精神，

多惊悸，阴虚甚，少畏忌，老年平。

分部主病歌

左寸弱，阳气虚，多自汗，心中悸；

左关弱，筋必萎，气不舒，精神疲；

左尺弱，肾阳虚，小便数，骨痿痹；

右寸弱，肺经寒，气短促，懒开言；

右关弱，脾胃衰，肠鸣泻，体倦怠；

右尺弱，下焦寒，五更泻，足胫酸。

（二）各论

脉象

细小而无力，轻取则无，重按乃得。如《脉经》中曰："极软而沉细，按之欲绝指下。"《濒湖脉学》

中曰："极软而沉细,按之乃得,举之无有。"又曰:"弱来无力按之柔,柔细而沉不见浮。"《脉理求真》中曰:"弱则沉细软弱,举之如无,按之乃得,小弱分明。"《四诊抉微》中曰:"弱脉细小,见于沉分,举之则无,按之乃得。"《诊家枢要》中曰:"极沉细而软,快快不前,按之欲绝未绝,举之则无。"

相类脉

（1）沉脉：轻举则无,重按始得。如《濒湖脉学》中曰:"水行润下脉来沉,筋骨之间软滑匀。"又曰:"沉细如绵真弱脉"。

（2）濡脉：浮而细软,稍按即无,如水浮绵。如《濒湖脉学》中曰:"浮而柔细知是濡"。《脉理求真》中曰:"弱则沉细而软……,濡脉之按之若无。"

（3）微脉：轻取极细而无力,似有若无,欲绝未绝。如《濒湖脉学》中曰:"微脉轻微瞥瞥乎,按之欲绝有如无。"《脉理求真》中曰:"弱脉……,不似微脉按之欲绝。"

（4）细脉：沉细而小,应指细直而软,浮沉皆得。如《脉理求真》中曰:"细脉……,不似微脉之微弱模糊也。"《濒湖脉学》中曰:"细来累累细如丝"。

主证

弱主阳虚久病,气血不足之候,如阳虚自汗,心悸气短,乏力头晕,男子遗精,筋骨萎弱,妇人崩漏下血等。此外,脾胃虚寒、中气不足,症见胃脘痛,呕恶少食,便溏等,亦可以出现弱脉。如《诊宗三昧》中曰:"弱为阳气衰微之候",又曰:"惟血痹虚劳,久嗽失血,新产及老人久虚,脉宜微弱,然必弱而和滑,可卜胃气之未艾。若少壮暴病,而见弱脉,咸非所宜。"《诊家枢要》中曰:"弱……由精气不足,故脉萎弱而不振也。为元气虚耗,为萎弱不前,为痼冷,为关热,为泄精,为虚汗。"《濒湖脉学》中曰:"白头犹可少年愁"。

(1)精血不足:症见腰膝酸软,精气清冷,眩晕耳鸣,虚汗自汗,心悸怔忡。如《金匮要略·惊悸吐衄下血胸满瘀血病脉证治篇》中曰:"弱则为悸"。《金匮要略·中风历节病脉证并治篇》中曰:"弱则血不足",《金匮要略·血痹虚劳病脉证并治篇》中曰:"男子平人,脉虚弱细微者,喜盗汗也。"《金匮要略·痰饮咳嗽病脉证并治篇》中曰:"久咳数岁,其脉弱者,可治。"《濒湖脉学》中曰:"寸弱阳虚病可知",又曰:"弱脉阴虚阳气衰,恶寒发热骨筋痿,多惊多汗精神减,益气调营急早医。"

（2）脾肾阳虚：若慢性腹泻及五更泄等出现弱脉，多为脾肾阳虚之候。如《濒湖脉学》中曰："关为胃弱与脾衰"，《伤寒论》中曰："太阴为病，脉弱，其人续自便利"，《金匮要略·呕吐哕下利病脉证治篇》中曰："呕而脉弱，小便复利，身有微热，见厥者，难治，四逆汤主之。"

（3）分部主病：《四诊抉微》中曰：左寸弱者，惊悸健忘；弱在左关，木枯挛急；左尺得弱，涸流可征；右寸弱者，自汗短气；弱在右关，水谷之疴；右尺得弱，阳陷可验。"《濒湖脉学》中曰："寸弱阳虚病可知，关而胃弱与脾衰，欲求阳陷阴虚病，须把神门两部推。"

《脉学阐微》"弱脉分部主病表"

左寸弱：心气虚，惊悸自汗，胸满气短，头眩失眠等。

左关弱：胁胀，心烦喜怒，气郁不舒，胃满食少等。

左尺弱：头眩耳鸣，腰酸遗精，肾元虚、小便数。

右寸弱：气虚身冷，胸满气短等。

右关弱：脾胃虚弱，脘满腹胀，食少、纳呆、消化迟钝等。

右尺弱：少腹冷痛，大便溏泻，食欲不振等。

（4）兼脉主病：弱而细者为阳虚盛，弱而涩者血虚盛，弱而细软为自汗出，弱而弦细为血虚筋萎，弱而细数为遗精、崩漏、阴虚劳病。

治疗法则

弱脉之治法应遵照《内经》所曰："形不足者，温之以气，精不足者，补之以味"之原则，或治以温中健脾等法。如《脉理求真》中曰："弱为阳气衰微，凡见是脉，必须用温补以固其阳，以补胃气。"

脉解

阳虚者，则卫气不固，体内散热功能即亢进（保温能力降低）。因为，气为血之帅，气行血自行，若阳气衰少，则无力推运血行；心气不足，则鼓动脉管无力；阴血亏少，则不能充盈脉管，故脉管张缩力减弱，即形成沉细而软之弱脉。

二十一、散　脉

（一）脉学三字诀

脉象歌

　　散脉浮，真散漫，至不齐，勿重按。

主病歌

　　散脉见，元气散，病危急，莫轻看，

　　心中烦，或自汗，两尺散，魂应断。

分部主病歌

　　左寸散，心气虚，常怔忡，汗淋漓；

　　左关散，饮外溢，四肢肿，阴阳离；

　　左尺散，雷火熄，急症逢，病属危；

　　右寸散，肺气虚，自汗多，语言微；

　　右关散，胕胕肿，不思食，水蛊证；

　　右尺散，魂欲断，久病见，医必难。

（二）各论

脉象

散即涣散之意。散脉之象为散大无边，浮取即有，不任重按，至数不齐，无一定规律。如《濒湖脉学》中曰："大而散，有表无里，涣漫不收，无统记，无拘束，至数不齐，或来多去少，或去多来少，涣散不收，如杨花散漫之象。"《脉理求真》中曰："散则举之散漫，按之无有，或如吹毛，或如散叶，或如悬壅，或如羹上肥，或如火薪然，来去不明，根蒂无有。"《四诊抉微》中曰："散脉浮乱，有表无里，中候渐空，按则绝矣。"又曰："散脉者，举之浮散，按之则无，去来不明，漫无根蒂。"《脉诀刊误》中曰："是散漫无统记。无拘束之义，指下见得来动，一二至中又至一至，更不曾来往整齐，或动来即动去，或来至多去至少，或去至多来至少，是解散不收聚。"陈修园曰："浮而不聚不散，按之散而不聚，来去不明。"《诊家正眼》中亦曰："散脉散乱，有表无里，中候渐空，按之绝矣。"

相类脉

（1）濡脉：浮而柔细，按之即无。如《脉经》中曰："濡软脉即软而浮细。"唯散脉浮而散乱，不任重按，无根底，至数不齐，来去不分明，以此为别。

（2）虚脉：举按皆迟大而无力，似空非空。如《四诊抉微》中曰："虚合四形，浮大迟软，及手寻按几不可见。"《脉理求真》中曰："虚脉……，不似……散脉之散漫无根，重按久按，绝不可得也。"

《四诊抉微》中曰:"散脉者……,不似虚脉之重按虽虚,而不至于散漫也。"

(3)芤脉:浮大中空而软,如按葱管。如《四诊抉微》中曰:"芤乃草名,绝类慈葱,浮沉俱有,中候独空。"散脉浮大而散,举之散漫,按之全无,以此为别。

主证

散脉多见于正气衰竭,如心房纤维性颤动及多源性室性早搏均可出现此脉。病人一旦出现散脉。说明病情已经很严重。但不能认为是不治之症。如《四诊抉微》引戴同父曰:"心脉浮大而散,肺脉短涩而散。皆平脉也。肾脉软散,诸病脉代散,皆死脉也。古人以代散为必死者,盖散为肾败之征,代为脾绝之征也。肾脉本沉,而散脉按之不可得见,是先天资始之根本绝也;脾脉主信,而代脉歇至,不愆其期,是后天资生之根本绝也,故二脉独见,均为危殆之候,而二脉交见,尤为死之符。"《四诊抉微》中曰:"散为元气离散之象,故伤寒咳逆上气,其脉散者死,谓形损故也,然形象不一,或如吹毛,或如散叶,或如悬壅,或如羹上肥,或如火薪然,若真散脉,见之必死,非虚大之比。"经曰:"代散则死,若病后大邪去,而热退身安,泄利止而浆粥入胃,或有可生者。"《濒湖脉学》中曰:"散似杨花散漫飞,去来无定至难齐,产为生兆胎为堕,久病逢之不必医。"笔者认为:久病若见散脉不必医治之说法欠妥,虽然散脉之病情严重,但应采取积极有效治疗措施进行抢救,使患者转危为安。不过,散脉的出现说明元气衰竭至极,乃离散之象,病多属危证,临证时必须谨之慎之。

（1）气血耗散:凡病程日久,元气离散,可以见到散脉。如《脉简补义》中曰:"盖瘕痛日久,气行不畅,则旧血日耗,新血不生,血气不相荣故也。"《素问·脉要精微论》中曰:"浮而散者为眴仆。"《脉理求真》中曰:"散为死脉,故不主病。"

（2）心气不足:凡心气不足,阴阳不相续接,症见心悸,心中似空感,喘咳,四肢浮肿,不得卧,可以见到散脉。如冠心病,风心病,肺心病,室性早搏,心房纤维性颤动,主动脉瓣闭锁不全等心脏疾患,均可以见到散脉。而且病情比较严重。如《诊家枢要》中曰:"散,不聚也……,在病脉,主阴阳不敛,又主心气不足,大抵非佳脉也。"

161

（3）孕妇如出现散脉,多主堕胎,若临产时出现散脉,可以预知胎儿即将娩出,因为散脉主虚,为元气离散之征象。临证时必须多加注意,以防止意外情况的发生。

（4）分部主病：《濒湖脉学》中曰："左寸怔忡右寸汗,溢饮左关应软散,右关软散胻胕肿,散居两尺魂应断。"

治疗法则

若出现散脉者,应急以补气血,温心阳;最忌发散,更耗气血。

脉解

由于气血离散,阴阳不敛,心力极度衰竭,气血不充而无力鼓动脉管,以致脉搏出现散漫无根,至数不齐,形似杨花飘浮之象,即为散脉。

二十二、细　脉

（一）脉学三字诀

脉象歌

　　细脉小,细如丝,沉应指,终不离。

主病歌

　　细主湿,亦主虚,气血衰,精血亏,

　　呕吐频,遗泄痢,少不利,老年宜。

分部主病歌

　　左寸细,虚在心,惊梦多,或怔忡;

　　左关细,应肝经,阴血枯,虚劳逢;

　　左尺细,泄痢重,津血脱,并遗精;

　　右寸细,寒湿停,阳气衰,呕逆并;

　　右关细,胃虚形,脾中湿,腹胀闷;

　　右尺细,丹田冷,须温补,阳复生。

（二）各论

脉象

沉细而小,如丝线不断,应指细直而软。如《脉理求真》中曰:"细则往来如发,而指下显然。"《濒湖脉学》中曰:"小于微而常有,细直而软,若丝线之应指。"又曰:"细来累累细如丝,应指沉沉无绝期。"《诊家正眼》中曰:"细直而软,累累萦萦,状如丝线。较显于微。"又曰:"细之为义,小也,状如线也"。故细脉有人称之为"小脉"。

相类脉

(1)微脉:轻取极细而无力,似有若无,欲绝未绝。与细脉之形小如丝线,来去分明有别。如《诊家正眼》中曰:"微脉则模糊难辨,细脉则明显易见,故细比于微稍稍较大也。"《濒湖脉学》中曰:"微为阳弱细阴弱,细比于微略较粗。"《脉理求真》中曰:"微脉……,不似……细脉之纤细有力也。"又曰:"细脉……,不似微脉之微弱模糊也。"

(2)弱脉:沉细而软,重按乃得。如《濒湖脉学》中曰:"极软而沉细,按之乃得,举之无有。"《脉理求真》中曰:"弱脉……,不似……细脉之浮沉皆细也。"

(3)濡脉:浮细而软,按之即无,如水上漂绵。如《濒湖脉学》中曰:"濡形浮细按须轻,水面浮棉力不禁。"《脉经》中曰:"极软而浮细。"

(4)弦脉:端直而长,如按弓弦,按之不断,应指有力,不似细脉之按如丝线,应指沉细而软,以此为别。《脉经》中曰："弦脉,举之无有,按之如弓弦状。"

主证

凡诸虚劳损,如各种出血、贫血、遗精、津液大伤,年老体弱,气血两虚以及慢性消耗性疾病等,均可出现细脉。此外,如内寒湿侵,脾肾虚损,慢性腹泻,消化不良,风湿病等疾患,亦可以出现细脉。

(1)诸虚劳损:由于贫血,长期腹泻,遗精以及各种原因的出血等,而致气血虚衰,津液耗损。症见心悸,乏力,盗汗等。均可以出现细脉。如《濒湖脉学》中曰:"细脉萦萦血气衰,诸虚劳损七情乖,若非湿气侵腰肾,即是伤精汗泄来。"如《脉经》中曰:"脉来细而微者血气俱虚。"《素问·脉要精微论》中曰:"细则气少。"《脉诀刊误》中曰:"血少气衰……,脉所以细也。"《金匮要略·血痹虚劳病脉证并治篇》中曰:"男子平人,脉虚弱细微者,善盗汗也。"

(2)阳气不足:如心、脾、肾之阳虚,气虚等均可以出现细小之脉。症见心悸、气短、自汗、乏力、泄泻、阳痿、腰膝酸软等。如《脉理求真》中曰:"细为阳气衰弱之候。"《伤寒论》中曰:"少阴之为病,脉微细，但欲寐也。"又曰："手足厥冷，脉细欲绝者，当归四逆汤主之。"《诊家枢要》中曰："细者，盖血冷气虚，不足以充故也……为内外俱冷，痿弱洞泄，为忧劳过度，为伤湿，为积，为痛在内及下。"

（3）湿证：凡内寒湿侵，胃虚腹胀，消化不良、慢性腹泻、关节疼痛等均可以出现细脉。如《诊宗三昧》中曰："胃虚少食，冷涩泛逆。便泄腹痛，湿痹脚软，自汗失精，皆有细脉，但以兼浮兼沉，在寸在尺，分别而为裁决。"《脉经》中曰："关脉细虚、腹满。"又曰："尺脉细微，溏泄下冷痢。"《金匮要略·痉湿暍病脉证治篇》中曰："太阳病，关节疼痛而烦，脉沉而细者，此名湿痹。"

（4）低血压：凡出现细而无力之脉象者，血压偏低。

（5）正常脉：若老年人及秋冬季出现细脉时，可视为正常脉象。如《濒湖脉学》中曰："春夏少年俱不利，秋冬老弱却相宜。"《四诊抉微》中曰："春夏之令，少壮之人，俱忌细脉，谓其不与时合，不与形合也。"由此可见，如果是青少年或在春夏之季出现细脉，为逆证。

（6）分部主病：《濒湖脉学》中曰："寸细应知呕吐频，入关腹胀胃虚形，尺逢定是丹田冷，泄痢遗精号脱阴。"

《脉学阐微》"细脉分部主病表"

左寸细：怔忡、失眠；

左关细：肝阳虚损；

左尺细：泄利、遗精；

右寸细：咳逆、气短、胸满；

右关细：脾虚、胀闷；

右尺细：下元冷惫。

（7）兼脉主病：浮而细，自汗、气急；沉而细，下血，血痢，湿痹；数而细，为热邪；紧而细，为寒邪；弱而细，为盗汗；涩而细，为血痹；弦而细，为肝虚。《四诊抉微》中曰："虚劳之脉，细数不可并见，并见者必死，细则气衰，数则血败，气血交穷，短期将至。吐利失血，得沉细者生，忧劳过度之人，脉亦多细，为自残其气血也。"

治疗法则

细脉多为气血虚弱，阳虚胃冷之候。治宜益气养血，温中健脾之法。如果使用发汗、寒凉或攻下剂，必须慎重。如《四诊抉微》引李士材曰："尝见虚损之人，脉已细而身常热，不究其因，而以凉剂投之，使真阳散败，饮食不进，上呕下泻，是速之毙耳。经云：少火生气，人非此火，无以道行三焦，熟腐五谷,未彻乎此者,乌可言医哉。"

脉解

由于气血虚弱,血管内血液减少,因此血管缩小变细,或因寒湿之邪阻遏脉道,使其充实度减弱,故形成细软而小之脉象,即为细脉。如《脉诀刊误》中曰:"盖血行脉中,血既减少,脉所以细也。"

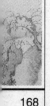

二十三、伏　脉

（一）脉学三字诀

脉象歌

沉之甚，伏脉形，推筋下，着骨寻。

主病歌

伏脉闭，阴寒盛，腹中痛，痰食停，

发霍乱，或疝痛，呕吐泻，温补灵。

分部主病歌

左寸伏，头眩痛，心惊悸，胸隐痛；

左关伏，两肋痛，寒邪闭，气上冲；

左尺伏，寒入肾，少腹冷，疝气痛；

右寸伏，气郁胸，冷痰结，胸痹硬；

右关伏，积滞停，胃脘胀，腹中痛；

右尺伏，下焦冷，脐逆痛，证属阴。

（二）各论

脉象

伏为隐伏之意。伏脉乃沉伏在骨之上，筋之下，须推开肌肉，按至筋骨始得。如《濒湖脉学》中曰:"重按着骨,指下裁动,脉行筋下。"又曰:"伏脉推筋着骨寻,指间裁动隐然深。"《脉经》中曰:"极重指按之,着骨乃得。"《难经·第十八难》中曰:"伏者,脉行筋下也。"《诊家正眼》中曰:"推筋至骨,始得其形。"《脉理求真》中曰:"伏则匿于筋下,轻取不得,重按涩难,委曲求之,或三部皆伏,一部独伏,附着于骨而始得。"

相类脉

沉脉:重按始得,轻取则无。如《濒湖脉学》中曰:"重手按至筋骨乃得。"而伏脉较沉脉更为沉下,须重手按至筋下骨旁始得。沉脉浮取不见,中略见,沉取显见;而伏脉沉取时模糊不清,必须重按至骨则可取得。以此为别。

主证

凡寒邪内闭,伏阴在里,气血阻滞等均可以出现伏脉。症见四肢厥冷,剧烈疼痛,如头痛、腹痛、疝痛、各种神经痛,癌肿痛等。

此外,由于气、血、痰、火、食阻滞于里,霍乱吐利,寒厥之四肢逆冷等,亦可以出现伏脉。如《脉理求真》中曰:"伏为阻膈闭塞之候,或火闭而伏,寒闭而伏,气闭而伏。其症见痛极疝瘕,闭结气逆,食滞忿怒,厥逆水气。仍须详其所因,分其为寒为火,是气是痰,是新是旧,而甄别之。"《诊家枢要》中曰:"伏为阴阳潜伏,关膈闭塞之候,为积聚,为瘕疝,为食不消,为霍乱,为水气,为营卫气闭而厥逆,关前得之为阳伏,关后得之为阴伏。"

(1)心阳不振:阳气欲绝,虚脱厥逆,可以出现伏脉。如《脉经》中曰:"心衰则伏"《脉简补义》中曰:"久伏致脱。"此认为如果见到伏脉,就有可能发生虚脱。

(2)寒邪内伏,卒惊暴痛等可以出现伏脉。如《诊宗三昧》中曰:"凡气郁血结,久痛及疝瘕,留饮,水气,宿食,霍乱吐利等脉,每多沉伏,皆经脉阻滞,营卫不通之故。"

(3)霍乱吐利,宿食停滞,痰饮内结等,亦可以出现伏脉。如《濒湖脉学》中曰:"伏为霍乱吐频频,腹痛多缘宿食停,蓄饮老痰成积聚,散寒温里莫因循。"《金匮要略·痰饮咳嗽病脉证并治篇》中曰:"病者脉伏,其人欲自利,利反快。虽利,心下续坚满,此为留饮欲去故也,甘遂半夏汤主之。"此外,若吐泻脱水,津液耗伤者,亦可能见到伏脉。

(4)分部主病:《四诊抉微》引滑伯仁曰:"左寸伏,心气不足,神不守舍,沉忧郁郁;右寸伏,寒痰冷积;左尺伏,肾伏精虚,疝瘕寒痛;右尺伏,脐下冷痛,下焦虚寒;左关伏,血冷,胁下有寒气;右关伏,中脘积块作痛,胃中停滞。"《濒湖脉学》中曰:"食郁胸中双寸伏,欲吐不吐常兀兀,当关腹痛困沉沉,关后疝痛还破腹。"

《脉学阐微》"伏脉分部主病表"

左寸伏:头眩痛,胸堵闷,心悸气短,有时隐痛;

左关伏:头眩痛,肝气上冲,胁胀痛,心烦喜怒,脘满不思食;

左尺伏:肾虚,腰痛,少腹胀满,疝瘕寒痛;

右寸伏:胸满气短,咳嗽气促,痰多,胸中痹硬等;

右关伏:胃脘胀满,不思食,中脘积聚疼痛;

右尺伏:脐下冷痛,寒气挛急。

(5)兼脉主病:伏而数为热厥,是火邪内郁;伏而迟为寒厥,是阴盛于里。

治疗法则

伏脉者,治宜温阳通里,消食逐饮等法。须参照气、血、痰、火、食等病因,予以辨证论治。若心衰致脱者,须急服生脉饮,以益气复脉,回阳救逆,助其心力。此外,见伏脉者,不可以发汗,盖伏脉兼表证,多因为先有伏邪在内,偶有外感寒邪,而出现四肢厥逆,阴盛阳衰,治以姜附,外灸关元为宜。如《脉理求真》中曰:"伏为阻膈闭塞三候。或火闭而伏,寒闭而伏,气闭而状……仍须详其所因……盖有火者升火为先,有寒者疏寒为急,有气者调气为顺,有痰者开痰为妥。新则止属暴闭,可以疏通,久则恐其延绵,防其渐脱。岂可一见脉伏,而则妄用疏导乎。"

脉解

由于阳气衰弱,寒邪内伏,或剧烈疼痛等,致使脉气内伏不出,阳气不得宣通,气血闭结,脉管潜伏不显;或因气血虚损,阳气欲绝;或因吐泻脱水,血液中的血浆减少,不能鼓动脉气外显,隐伏于里,即形成伏脉。

二十四、动　脉

（一）脉学三字诀

脉象歌

动摇摇，数在关，无头尾，豆形圆。

主病歌

动主痛，热与汗，或悸惊，脚拘挛，

男亡精，女崩见，呕痢并，伤津液。

分部主病歌

左寸动，心内惊，气血滞，不安宁；

左关动，拘挛病，肝气郁，血不行；

左尺动，阴虚逢，男亡精，女血崩；

右寸动，汗漓淋，气短促，阳热动；

右关动，主腹痛，气血阻，吐逆并；

右尺动，雷火盛，主发热，泄痢重。

（二）各论

脉象

脉来一息六至，来去滑疾，好似一粒豆子，无头无尾地在摆动，尤以关部最为显著。如《四诊抉微》中曰:"动无头尾,其形如豆,厥厥动摇,必兼滑数。"《濒湖脉学》中曰:"动乃数脉,见于关上下,无头尾。如豆大,厥厥动摇。"又曰:"动脉摇摇数在关,无头无尾豆形圆。"《诊家枢要》中曰:"其状如大豆,厥厥动摇。"《诊家正眼》中曰:"动之为义,以厥厥动摇,急数有力得名也。"至于古说动脉独见于关上之说法,笔者认为欠妥,有待今后进一步研究探讨。如《四诊抉微》引李士材曰:"……旧说言动脉只见于关上者,非也。且素问曰:妇人手少阴心脉动甚者,为妊子也。然则手少阴明隶于左寸矣,而谓独见于关可乎。"笔者认为此说比较合乎情理。

相类脉

(1)数脉:一息六至,脉来快速。如《濒湖脉学》中曰:"一息六至,脉来薄疾。"如《脉理求真》中曰:"数则呼吸定息每见五至六至,应指甚速。不似……动脉之厥厥动摇。"

(2)短脉:脉象短缩,唯至数并不增加。如《四诊抉微》中曰:"短脉涩小,首尾俱俯,中间突起,不能满布。"

(3)滑脉:往来流利,像一粒圆珠在不停地滑动,如《诊家枢要》中曰:"滑脉往来流利,如盘走珠。"而动脉之滑数,形如豆子在滑动,且厥厥动摇,故此滑与动以其形之大小论别,较为妥当。

（4）疾脉：一息脉来七八至,脉形躁急。如《脉理求真》中曰："疾则呼吸之间脉七八至"。

主证

凡由于痛、惊、悸、痉等原因致使阴阳失调,气血逆乱时,均可以出现动脉。此外,热盛或阴虚发热,女子血崩,男子亡精失血等,亦可以出现动脉。如《脉学辑要》中曰："大惊多见此脉。盖惊则心胸跳突,故脉亦应之而跳突也。"《脉理求真》中曰："如动在于阳,则有汗出,为痛为惊之症;动在于阴,则有发热,失血之症;动兼滑数浮大,则为邪气相搏而热宜除。至于阳虚自汗而见动寸,阴虚发热而见于尺,与女人动尺而云有孕,皆不宜作热治矣。"

（1）凡痛、痉、惊、悸等,均可以出现动脉。如《濒湖脉学》中曰："动脉专司痛与惊……,或为泄痢拘挛病……"。《伤寒论》中曰："动则为痛"。《金匮要略·惊悸吐衄下血胸满瘀血病脉证治篇》中曰："寸口脉动而弱,动即为惊,弱则为悸。"

（2）凡女子崩中,男子亡精失血,亦可以出现动脉。如《濒湖脉学》中曰："男子亡精女子崩"。《诊家枢要》中曰:"动则为虚劳体痛,为泻,为崩。"

（3）由于阳热过盛或阴虚发热,汗出时亦可以出现动脉。如《濒湖脉学》中曰:"汗因阳动热因阴"。《脉理求真》中曰:"动为阴阳相搏之候"。

（4）分部主病:《四诊抉微》中曰:"左寸动者,惊悸可断;右寸动者,自汗无疑;左尺得动,亡精失血;右尺得动,龙火奋迅;动在左关,惊及拘挛;动在右关,心脾疼痛。"

《脉学阐微》"动脉分部主病表"

左寸动:惊悸,怵惕不安;

左关动:惊悸,挛急;

左尺动:惊恐,拘挛,亡精,失血;

右寸动:自汗,气促;

右关动:胃痛,吐逆;

右尺动:相火炽盛,亡精失血。

（5）兼脉主病:动浮为表邪,动数为热,动滑为痰湿,动弱为惊悸,动实为痛为痹,动虚为亡精失血。

治疗法则

动为阴阳相搏之候,故治宜滋阴潜阳,调和气血为主,根据辨证辅以敛汗,止血,镇惊,安神之法。

脉解

由于惊恐和疼痛均可以引起心跳加快,此种心惊之心率呈保护性加速,故致使脉管挛缩,呈滑数有力的动脉。中医理论认为:惊则使气逆乱,痛则气血阻滞不通,气血相搏,阴阳失和,故动脉来而厥厥动摇,即为动脉。因为关部脉位于高骨之上,所以动脉在关部更为显而易见。

二十五、促 脉

（一）脉学三字诀

脉象歌

数而止，复又动，无定数，促脉形。

主病歌

促脉病，实热盛，阴液伤，痰食凝，
气血滞，或痰鸣，心房颤，肩背痛。

分部主病歌

左寸促，心火炎，热壅迫，或发斑；
左关促，积血瘕，胁胀满，两肋连；
左尺促，欲亡阴，雷火灼，滑遗精；
右寸促，肺热恋，时咳嗽，多痰涎；
右关促，脾引饮，腹痛满，痰食停；
右尺促，相火旺，邪热盛，乃阳亢。

（二）各论

脉象

去来急速，数而时止，止又复来，但无定数。
如《濒湖脉学》中曰："促脉，来去数，时一止复来，如厥之趣,徐疾不常。"又曰:"促脉数而时一止"。《脉经》中曰:"促为数中一止"。《四诊抉微》中曰:"促为急促,数时一止,如趋而蹶,进则必死。"《伤寒论》中曰:"脉来数,时一止复来,名曰促。"《三指禅》中曰:"促脉形同数,须以一止看。"《脉理求真》中曰:"促则往来数疾,中忽一止,复来有力。"

相类脉

(1)数脉:一息六至,脉来快速,无歇止现象。如《濒湖脉学》中曰:"数而时止名为促"。以此为别。

(2)结脉:迟中一止为结脉,如《脉理求真》中曰:"促脉……,不似结脉之迟缓中有止歇也。"

(3)代脉:代为动而一止,止有定数,但歇止时间较长。如《脉理求真》中曰:"代则动而中止,不能自还,因而复动,名曰代阴。凡促结等脉,皆属此类。不似促结之虽见歇止,而复未有力也。"

主证

促主阳盛。凡实热证,如严重的热性病及炎症的高峰期,均可以见到促脉。此外,凡气、血、痰、饮、食的停滞而致胸满烦躁,血瘀发斑,痰喘咳嗽等亦可以出现促脉。如《脉理求真》中曰:"促为阳邪内陷之象。凡表邪未尽,邪并阳明,暨里邪欲解,并传厥阴者,多有是脉,故病必见胸满下利厥逆。且有血瘀发狂,痰食凝滞,暴怒气逆,亦令脉促。若中虚无凝,脉自舒长,曷为而有止歇之象乎。"

（1）阳盛火亢:症见呼吸急促,发狂,斑毒等,如《濒湖脉学》中曰:"此为阳极欲亡阴,三焦郁火炎炎盛,进必无生退可生。"又曰:"促脉惟将火病医,其因有五细推之,……或发狂斑与毒疽。"《诊家枢要》中曰:"促,阳毒盛而不能相和也,或怒气逆生,亦令脉促,为气粗,为狂闷,为瘀血发狂。"

（2）心疾,痰饮:凡心气虚损,或痰饮内聚,症见心悸、气短、浮肿、咳嗽等,均可以出现促脉。如《濒湖脉学》中曰:"时时喘咳皆痰积"。

（3）肩背痛:如《素问·平人气象论》中曰:"寸口脉中手促上击者,曰肩背痛。"

（4）预测病情:如《脉义简摩》中曰:"若新病得此,元气未散,不必深虑,但有如促之脉,或渐见于虚劳垂危之倾,死期可卜,或暴作于惊惶造次之候,气复自愈。"若热性病出现促脉,初期偶然出现者,则无危险,倘若久病,重病出现促脉者,多预后不良。正如李时珍所曰:"进必无生退可生"。《四诊抉微》中曰:"促而无力损小,为虚脱,阴阳不相接之候,虽非恶脉,然渐退渐佳,渐进渐死。"由此可见,促脉的进退对病情的预后很有参考价值。

(5)分部主病:《四诊抉微》中曰:"左寸促者,心火炎炎;右寸促者,气逆痰壅;左尺得位,遗滑堪忧;右尺得促,灼热为定;促在左关,血滞为殃;促在右关,脾官食滞。"

《脉学阐微》"促脉分部主病表"

左寸促:心热壅迫;

左关促:胁胀血滞;

左尺促:肾热,头眩,淋浊,便血;

右寸促:咳喘,痰涌;

右关促:脘胀痛,呕恶食积;

右尺促:相火旺盛。

(6)兼脉主病:浮而促者,阳明热盛;促而实者,邪滞经络;促而虚者,心衰虚脱;促而涩者,血气郁滞;促而滑者,肺热痰涌。

治疗法则

临证时应根据促脉之病因及症状,予以辨证施治,如阳盛火亢者,治宜清热泻火法;若兼表邪者,治宜清凉透表法;痰饮停滞者,治宜化痰逐饮法;心损衰惫者,治宜滋阴抑阳等法。

脉解

由于阳气极盛,阴液大伤,或因痰食停滞,暴怒气逆，血瘀发狂等，致使脉气紊乱，故而脉见数中一止，止无定数，即为促脉。此外，由于心房纤维性颤动或心脏代偿性搏动增强，心脏搏动次数不能依次传到桡动脉上，所以脉搏会出现数而时一止的现象。

促脉的产生，究其原因有两种情况：一是由于气、血、痰、食等病邪滞留，阻其血液在血管中畅行，故脉来数中偶见一止，脉搏鼓指有力；二是若真元衰惫，阴血衰少，阴阳不相续接，故血行在脉管中受阻，故脉来数中偶见一止，但必无力。

由此可见，促脉的形成，皆由于邪阻壅滞或心气不足致使脉气紊乱所致。

二十六、结　脉

（一）脉学三字诀

脉象歌

　　缓中止，复又动，无定数，结脉形。

主病歌

　　结脉因，气血凝，老痰结，疝瘕病，

　　阳气衰，阴气盛，左寸结，心寒痛。

分部主病歌

　　左寸结，气血凝，痰饮并，心内惊；

　　左关结，肝郁结，胁肋胀，痞痛结；

　　左尺结，疝瘕积，痿躄成，肢挛急；

　　右寸结，邪入肺，老痰结，气凝滞；

　　右关结，成噎膈，积聚停，胃气竭；

　　右尺结，阴寒邪，精血少，伤精液。

（二）各论

脉象

　　脉来迟缓，时而一止，止无定数。如《脉经》中曰："往来缓，时一止复来"，《难经·第十八难》中曰:"结者,脉来去时一止,无常数。"《伤寒论》中曰:"脉按之来缓,而时一止复来者,名曰结。"《濒湖脉学》中曰:"结脉缓而时一止",《脉诊》引《诊家正眼》中曰:"迟滞中时见一止",《诊宗三昧》中曰:"结脉者指下迟缓中频见歇止,而少顷复来。"

相类脉

(1)促脉:数中一止,止无定数,脉象急速,如《脉理求真》中曰:"促脉……,不似结脉之迟缓中有止歇也。"

(2)代脉:动而一止,止有定数,不能自还,久而复动,歇止的时间较结、促二脉皆长,但脉率即很规律,或两动一止,或三、四动一止,属不整脉之一。如《脉理求真》中曰:"代脉……,不似结脉之虽见歇止,而复来有力也。"

主证

凡属阴盛气结,积滞内停所引起的癥瘕积聚,顽痰内凝等,均可能会出现结脉。此外,风心病或冠心病,房、室性期前收缩等一些心脏疾患,亦可以见到结脉。

(1)积滞内凝,阴盛气结:凡属气血凝滞所引起的痰凝、食积、癥瘕、积块等所出现的结脉必沉结而有力。如《濒湖脉学》中曰:"独阴偏盛欲亡阳……结脉皆因气血凝,老痰积滞苦沉吟,内生积聚外痈肿,疝瘕为殃病属阴。"《诊家枢要》中曰:"结为阴独盛而阳不能入也,为积聚,为七情所郁,浮结为寒邪滞经,沉结为积气在内,先以气寒脉缓。而气血痰饮食五者,一有留滞于其间,则为结。"

(2)独阴偏盛,中气虚寒:凡属阳气不足,脾气虚弱,症见脘痛腹胀,肠鸣泄泻,疝痛等,均可以出现结脉。《诊家正眼》中曰:"夫阴寒之中,且挟凝结,喻如隆冬,天气严肃,流水冰坚也。"

(3)心脏器质性病变:如风湿性心脏病,动脉硬化性心脏病,或房室性早期收缩等,均可以出现结脉。如《伤寒论》中曰:"伤寒脉结代,心动悸,炙甘草汤主之。"《景岳全书》中曰:"多由血气渐衰,精力不继,所以断而复续,续而复断,常见久病者多有之,虚劳者亦多有之。"

(4)常人异脉:有个别人由于身体差异,无疾病而一生脉结,此属正常人之异脉,不属病脉,如《脉理求真》中曰:"至有一生而见结脉者,此是平素异常,不可竟作病治耳。"

(5)分部主病:《四诊抉微》中曰:"左寸结者,心寒疼痛;结在左关,疝瘕必现;左尺得结,痿躄之疴;右寸结者,肺虚气寒;结在右关,痰滞食停;右尺得结,阴寒为楚。"

《脉学阐微》"结脉分部主病表"

左寸结:胸满痛,心悸气短,自汗身倦等;

左关结:气郁不舒,脘满胁痛,食少呕恶等;

左尺结:少腹胀满,食少便溏,下肢拘挛等;

右寸结:胸满气短,胸痛心悸,咳喘气短,有痰舌淡等;

右关结:脘满腹胀,食少纳呆泛酸,嗳腐有时胃痛;

右尺结:女子月事不调,或行经后期,经行腹痛,少腹胀痛等。

(6)兼脉主病:浮结为气滞或外有痛结痈肿,沉结为积气在内,涩结为积瘀在里,滑结为老痰凝结,伏结为内有积聚不消,亦主气结、癥瘕、痞块、或大病后亡血伤津等,结盛则结甚,结微则结微。

治疗法则

应根据结脉之兼脉辨证治疗,治以散寒开结,辛通消积,或温中健脾,通脉复气,祛痰化瘀等法。如《脉理求真》中曰:"凡虚劳久病,多有是症,然亦有阴虚阳虚之别。故结而兼缓,其虚在阳;结而兼数,其虚在阴。仍须察结之微甚,以观元气之消长,若使其结过甚,脉甚有力,多属有热,或气郁不调,治宜辛温扶正,略兼散结开痰,其结自退。"

脉解

阴盛则气结,气结则血脉不通,血脉不通则脉气亦结。故脉见往来缓而时一止,即为结脉。若元气衰弱,气虚血涩,心阳不振,则血流不畅而迟缓,脉来无规律,频见歇止,亦即结脉。前者为实,后者为虚。

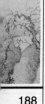

二十七、代 脉

（一）脉学三字诀

脉象歌

    动而止，不能还，再复动，作代看。

主病歌

    脏气衰，代脉见，女孕胎，月有三，
    腹剧痛，或吐泻，心动悸，结脉参。

分部主病歌

    左寸代，心气损，气短息，胸闷痛；
    左关代，胸痞闷，气不舒，食难进；
    左尺代，腰酸痛，少腹胀，便不通；
    右寸代，胸痹结，自汗多，气短息；
    右关代，脘痞痛，饥不食，腹胀闷；
    右尺代，少腹胀，疝气痛，尿不畅。

（二）各论

脉象

    动而中止，不能自还，因而复动，良久方至，止有定数。歇止颇有规律，或两动一止，或三动一止，或四动一止,属不整脉之一。如《濒湖脉学》中曰:"代脉,动而中止,不能自还,因而复动,脉至还入尺,良久方来。"又曰:"动而中止不能还,复动因而作代看。"《三指禅》中曰:"代脉动尺看,迟迟止复还。"《脉理求真》中曰:"代则动而中止,不能自还,因而复动,名曰代阴。"《脉经》中曰:"来数中止,不能自还,因而复动。"

相类脉

（1）促脉:数而时止,止又复来,但无定数。如《濒湖脉学》中曰:"数而时止名为促"。而代脉中止,歇止时间较长,且止有定数,以此为别。

（2）结脉:脉来迟缓,时而一止,止无定数,与代脉止有定数有明显的区别。如《脉理求真》中曰:"结脉……,不似代脉之动止不能自还也。"《濒湖脉学》中曰:"数而时止名为促,缓止须将结脉呼,止不能回方为代,结生代死自殊途。"

主证

凡脏气衰微,脾胃虚弱,腹痛吐泻,或由跌仆损伤所引起的剧烈疼痛等,均可以出现代脉。此外,妇女妊娠三个月时或心脏疾患,如不完全性房室性传导阻滞等,亦可以出现代脉。如《脉理求真》中曰:"代为元气垂绝之候……故无病而见脉代,最为可危。即或血气骤损，元神不续，或七情太过，或跌仆重伤，并形体赋时经隧有阻，流行塞涩，而见脉代者，亦必止歇不匀，或云可治。若使歇止有常，则生气已绝，安望其有再生之日乎？惟妊娠恶阻呕吐最剧者，恒见代脉，谷入既少，血气尽并于胎，是以脉气不能接续。然在初时或有，若至四月胎已成形，当无歇止之脉矣。"

（1）脏气衰微：由于脾胃虚弱，形体羸瘦者，可以出现代脉，如《诊家枢要》中曰："代……，主形容羸瘦，口不能言，若不因病，而人羸瘦，其脉代止，是一藏无气，它藏代之，真危亡之兆也。"《濒湖脉学》中曰："代脉原因脏气衰"。《素问·脉要精微论》中曰："代则气衰"。《诊家正眼》中曰："代主藏衰"。

（2）跌仆损伤，风证，痛证：凡由于疼痛而引起的一时性气机阻滞，偶然会出现代脉，但不可误认为是病危之脉象。古人认为：为痛甚者脉多代，少得代脉者死，老得代脉者生。如《诊家正眼》中曰："跌打重伤，及风家、痛家俱皆不忌。"《诊家枢要》中曰："或风家、痛家，脉见止代，只为病脉。"《濒湖脉学》中曰："病者得止犹可疗，平人却与寿相关。"

（3）心气虚损：多见于各种心脏疾患。如不完全性房室传导阻滞等。症见心悸，心前区痛等，可出现代脉。如《诊家正眼》中曰："心痛夺食，脉三动一止，良久不能自还。"

（4）热盛耗阴：若气虚阴亏的病人，如果出现代脉，预后多不良。如《脉经》中曰："热病七八日，其脉微细，小便不利，加暴口燥，脉代，舌焦干黑者死。"又曰："寒热，癥疾，其脉代绝者死。"

（5）中寒吐利：由于脾土衰败，症见腹痛、呕吐、泄泻等，如果出现代脉，表示病属危证。如《濒湖脉学》中曰："代脉原因藏气衰，腹痛泄痢下元亏，或为吐泻中宫病。"《诊家正眼》中曰："代主脏衰，危恶之候，脾土败坏，吐利为咎，中寒不食，腹疼难救。"

（6）凡妊娠三个月时，可以出现代脉，不作病脉论，多见于妊娠恶阻呕吐严重者，而怀胎四个月以上者，不再出现代脉。如《濒湖脉学》中曰："女子怀胎三月兮"。

（7）预测病情：代脉的出现表示脏气衰微，胃气衰弱。如果脉跳50次，而无一次歇止者，则表示五脏功能正常。如《灵枢·根结篇》中曰："五十动而不一代者，以为常也，以知五脏之期。"《四诊抉微》中曰："五十一止身无病，数内有止皆知定，四十一止肾脏衰，三十一止肝气尽，二十一止脾败竭，十动一止心脉绝，四五动止肺经伤，死期便参声色证。两动一止三日死，三四动止五六日，五六一止七八朝，次第推之自无失。"《脉经》中曰："一动一止二日死，二动一止三日死，三动一止四日死，或五日死，四动一止六日死，五动一止五日死或七日死，六动一止八日死，七动一止九日死，八动一止十日死，九动一止九日死，又云十一日死，十动一止立夏死。……不满五十动一止，五岁死。"又曰："脉来五十投而不一止者，五脏皆受气，即无病。脉来四十投而一止者，一脏无气，却后四岁春草生而死，脉来三十投而一止者，二脏无气，却后三岁麦熟而死，脉来二十投而一止者，三脏无气，却后二岁桑椹赤而死。脉来十投而一止者，四脏无气，岁中死。得节不动，出清明日死，远不出谷雨而死。……"以上仅供参考。

（8）分部主病：

《脉学阐微》"代脉分部主病表"

左寸代：胸满气短，心悸，左胸有压缩感；

左关代：胸满胁痞闷，心烦，气郁不舒，脘闷，不思食；

左尺代：腰酸痛，少腹胀痛，失眠，便秘结；

右寸代：胸痹结，气短不足以息，胸痛，心悸，自汗；

右关代：胃脘痞痛，饥不思食，腹胀；

右尺代：少腹胀痛，疝痛，大便秘结，二便不畅。

（9）兼脉主病：结代为心悸，迟代为脾气绝，数代为溲便脓血，代而细为泄痢，代而微为津液枯竭。

治疗法则

代脉虽主脏气衰败，但不可误认为是不治之症。如《诊家正眼》中曰："内经以代脉一见，为脏气衰微，脾气脱绝之诊也，惟伤寒心悸，怀胎三月，或七情太过，跌打重伤，及风家、痛家俱皆不忌。"说明代脉的出现，除脏气衰败者外，亦有因一时性气机阻塞所致。不可一见代脉即以为是危恶之候，如果对症治疗是完全可以治愈的。

脉解

代脉的形成主要是由于脏气衰弱，心气大虚，或因跌仆损伤，影响脉气，以致脉气不能衔接，无力正常推运血行，而致使脉中时一止，不能自还，良久复来，即为代脉。

二十八、疾 脉

（一）脉学三字诀

脉象歌

疾脉数，急而慌，七八至，细酌量。

主病歌

疾为阳，阳极象，阴衰竭，热难当，

热病见，生可望，久病逢，命遭殃。

（二）各论

脉象

一息脉来七八至，脉形躁急，乃数之甚也。如《四诊抉微》引汇辨云："疾脉急疾，数之至极，七至八至，脉流薄疾"，又曰："六至以上，脉有两称，或名曰疾，或名曰极，总是急数之脉，数之甚者也。"《诊家枢要》中曰："疾脉快于数，呼吸之间，脉七至八至，热极之脉也，在阳犹可，在阴为逆。"《脉理求真》中曰："疾则呼吸之间脉七八至"。

相类脉

（1）动脉：脉来一息六至，来去滑疾，好像一粒豆子,无头无尾地在摆动。不似疾脉之躁急,一呼一吸脉来七八至。

（2）洪脉:脉形极大,来盛去衰,若波浪之起伏状。如《脉理求真》中曰:"疾脉……不似洪脉之既大且数,却无躁疾之形也。"

主证

阳气极盛,阴气衰竭多见疾脉。心动过速时常见疾脉。如《四诊抉微》中曰:"疾为阳极,阴气欲竭,脉号离经,虚魂将绝,渐进渐疾,旦夕殒灭,勿论寸尺,短期已决。"《四诊抉微》引李士材曰:"经脉流行,昼夜五十周于身,若一息八至。当一百周,而脉行一千六百余丈矣,必喘促声嘶,仅呼吸于胸中数寸之间,而不能达于根蒂。真阴竭于下,孤阳亢于上,而气之短已极矣,惟伤寒热极,方见此脉,若劳瘵症,亦或见之,俱主死。阴阳易病者,脉常七八至,是已登鬼箓者也。"《四诊抉微》引张路玉中曰:"躁疾皆为火象,惟疾而不躁,按之稍缓,方为热证之正脉。阴毒身如被仗,六脉沉细而疾,灸之不温者死,谓其阳绝也;然亦有热毒入于阴分,而为阴毒者,脉必疾盛有力,不似阴寒之毒,虽疾而弦细无力也。"

兼脉主病:如《脉理求真》中曰:"疾似亢阳无

制,亦有寒热阴阳真假之异。若果疾兼洪大而坚,是明真阴垂绝,阳极难遏。如系按之不鼓,又为阴邪暴虐虚阳发露之征。然要皆属难治。盖疾而洪大者若烦满,疾而沉数者苦腹痛,皆为阴阳告绝。惟暴厥暴惊脉见急数,俟平稍愈为无碍耳。其有脉惟见疾而不大不细,则病虽困可治。"

治疗法则

如《脉理求真》中引述:"东垣治伤寒脉疾,面赤目赤,烦渴引饮而不能咽,用姜附人参汗之而愈。守真治伤寒蓄热阳厥,脉疾至七八至以上,用黄连解毒治之而安。"以供参考。

脉解

疾脉是阳极热盛,心率加速,脉气流急,故呼吸之间,脉来七八至以上,且脉形躁急。

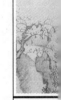

亦由于一切热性病,能够促使新陈代谢功能亢进,交感神经兴奋,心脏活动增强,血液在血管中运行急促,故脉搏增快,即为疾脉。

附录 A 新增四言脉要

录自《脉理求真》

脉为血脉，百骸贯通。大会之地，寸口朝宗。

[原注]：脉者，血脉也。血脉附气，周于一身，循环无间，故百骸皆资贯通，而寸口为各经诸脉大会之地。肺处至高，形如华盖，凡诸脏腑各经之气，无不上蒸于肺，而于寸口之地宗而朝之耳。

诊人之脉，令仰其掌。掌右高骨，是名关上。

[原注]：医者复手大指，着于病患高骨之处，随以中指对抵以定关部。至于尺寸，则以前后二指着定。如病人长，则下指宜疏，病人短，则下指宜密。

关前为阳，关后为阴。阳寸阴尺，先后推寻。

[原注]：鱼际至高骨上有一寸，故以寸名；尺泽至高骨却有一尺，故以尺名；关界尺寸之间，故以关名。经曰：身半之上，同天之阳；身半之下，同地之阴。故以关前之寸为阳以候上焦，关后之尺为阴以候下焦，关处前后之中以候中焦。凡诊必

先从寸至关，以关至尺，定其先后，以推其理而寻其象也。

胞络与心，左寸之应。惟胆与肝，左关所认。膀胱及肾，左尺为定。胸中及肺，右寸昭彰。胃与脾脉，属在右关。大肠并肾，右尺班班。男子之脉，左大为顺。女人之脉，右大为顺。男尺恒虚，女尺恒盛。

[原注]：按古脏腑脉配两手，皆以内经所立脉法为定，而不敢易。左为阳，故男左脉宜大；右为阴，故女右脉宜大。寸为阳，故男所盛在阳而尺恒虚；尺为阴，故女所盛在阴而尺恒盛。

人迎气口，上下对待。一肺一胃，经语莫悖。神门属肾，在两关后。

[原注]：人迎脉在侠喉两旁一寸五分，胃脉循于咽喉而入缺盆。凡胃脘之阳，是即人迎之气之所从出。故诊人迎之脉，亦在右关胃腑胃阳之处，而可以卜在上头项外感之疾也。气口在于鱼际之后一寸，肺朝百脉，肺主气，故诊气口之脉，即在右寸肺脏肺阴之部，而可以卜在中在胸内伤之疾也。统论皆可以候脏腑之气，灵枢素问言之甚明，并无左右分诊之说。叔和悖而更之，议之者多矣。人之精神，寄于两肾。故两肾脉无，则其神已灭，而

无必生之候矣。

脉有七诊,曰浮中沉。上下左右,七法推寻。

[**原注**]:浮于皮毛之间轻取而得曰浮,以候腑气。中于肌肉之间略取而得曰中,以候胃气。沉于筋骨之间重取而得曰沉,以候脏气。上于寸前一分取之曰上,以候咽喉中事。下于尺后一分取之曰下,以候少腹腰股胫膝之事。合之左右两手共为七诊,以尽其推寻之力焉。

又有九候,曰浮中沉。三部各三,合而为名。每部五十,方合于经。

[**原注**]:五脏之气各足,则五十动而一息,故候必以五十为准。每手三部各三,共为九候,合之应得四百五十之数,两手共得九百之数。

五脏不同,各有本脉。左寸之心,浮大而散。右寸之肺,浮涩而短。肝在左关,沉而弦长。肾在左尺,沉石而濡。右关属脾,脉象和缓。右尺相火,与心同断。

[**原注**]:五脏各有平脉,平脉即本脉。知其本脉无乖,而后知病脉之故也。

四时百病,胃气为本。

[**原注**]:胃为水谷之海,资生之本也。凡病诊得脉缓和匀,不浮不沉,不大不小,不疾不徐,意思

悠悠，便为胃气。不拘四季，得食则生，不得则死。今人混将时令尅应推循过极，殊失胃气之本矣。

凡诊病脉，平旦为准。虚静凝神，调息细审。

[原注]：平旦饮食未进，经脉未动，络脉调匀。气血未乱，可诊有过之脉。至于医家亦须先无思虑，以静以虚，调其息气，凝神指下，精细详察，以求病之所归耳。

一呼一吸，合为一息。脉来四至，平和之则。五至无疴，闰以太息。三至为迟，迟则为冷。六至为数，数即热病。转迟转冷，转数转热。

[原注]：医以已之呼吸调匀定息。如一呼吸，得脉四至，是即和平之准则也。五至何以无疴，盖以人之气息长短不定，每于三息五息之候，必有一息之长，故曰太息。如医一息而见脉来五至，此非病脉之急，是医气息之长也，故五至不为有疴，惟脉一息三至，即为迟缓不及；六至，即为急数太过。若至一至二至，则为转迟转冷；七至八至。则为转数转热，而非寿生之脉矣。

迟数既明，浮沉须别。浮沉迟数，辨内外因。外因于天，内因于人。天有阴阳，风雨晦明。人喜怒忧，思悲惊恐。

[原注]：天之六气淫人，如风淫则病在末，阴

淫则病在寒,明淫则病在暑,雨淫则病在湿。晦淫则病在燥。阳淫则病在火,是外因也。人之七情伤人,如喜伤心,怒伤肝,忧伤肺,思伤脾,恐伤肾,惊伤胆,悲伤心,是内因也。

浮表沉里,迟寒数热。沉数里热,浮数表热。浮迟表寒,沉迟冷积。

[原注]:此提浮沉迟数四脉之纲,以分在表在里寒热各见之症也。

浮脉法天,轻手可得。泛泛在上,如水漂木。有力为洪,来盛去悠。无力为芤,有边无中。迟大为虚,仔细推求。虚极则散,涣散不妆。浮小为濡,如绵浮水。濡甚则微,若有若无。更有革脉,芤弦合看。共是七脉,皆于浮候。

[原注]:此以浮脉提纲,而取洪芤虚散濡微革七脉之兼乎浮者统汇于下也。浮脉应于肉分肌表,故轻手取之即见,正如木漂水面。洪脉来极盛大,按之有力,去则稍衰,正如波涛汹涌,来盛而去则悠耳。芤则浮沉易见,而中豁然空虚,故有着葱之喻,亦非中候绝无,但比之浮沉二候,则觉无力。虚则虽浮且大,而按之无力,且更迟缓。散则虚浮无力,按之则无,正如杨花飘散,比于虚脉则甚。濡则浮小而软,如绵浮水。微则浮取欲绝不绝,若

有若无，较之濡脉软小更极。革则浮多沉少，外急内虚，正仲景所谓弦则为寒，芤则为虚，虚寒相搏，其名曰革之意。

沉脉法地，如石在水。沉极则伏，推筋至骨。有力为牢，大而弦长。牢甚则实，幅幅而强。无力为弱，状如细绵。细极为细，如蛛丝然。共是五脉，皆于沉看。

[原注]：此以沉脉提纲，而取伏牢实弱细五脉之兼乎沉者汇于下也。沉脉应于筋骨，故必重按乃得，正如石之坠于水里之意。伏则沉之至极，故必推之筋骨始见。牢则沉大弦长，按之有力，不似革脉浮取强直，而中则空。实则三部皆坚，而力更甚于牢。弱则沉极细软，却极分明，细则沉细直软更甚于弱，故比状如蛛丝。

迟脉属阴，一息三至。有力为缓，少驶于迟。往来和匀，春柳相似。迟细为涩，往来极滞，迟有一止，其名曰结。迟止有常。应作代看。共是四脉，皆于迟测。

[原注]：此以迟脉提纲，而取缓涩结代四脉之兼乎迟者统汇于下也。迟为往来迟慢，故一息而见三至。缓则往来和匀，软若春柳，即是胃气之脉。涩则迟滞不利，状如轻刀刮竹，代则迟而中止，不

能自还,但止有定数,而不愆期。

数脉属阳,一息六至。往来流利,滑脉可识。有力为紧,切绳极似。数时一止,其名为促。数如豆粒,动脉无惑。共为四脉,皆于数得。

[原注]:此以数脉提纲,而取滑紧促动四脉之兼乎数者统汇于下也。数则往来急数,故一息而见脉有六至。滑则往来无滞,有如珠之走盘。紧则紧急有力,状如弦紧弹手,故有切绳之喻。数时一止为促,状如疾行而蹶。数而两头俱伏,中间高起,有似豆粒厥厥动摇,是谓之动。

别脉有三,长短与弦。不及本位,短脉可原。过于本位,长脉绵绵。长而端直,状似弓弦。

[原注]:此长短与弦三脉,非浮沉迟数可括,故别列于此。短者,上不通于鱼际,下不通于尺泽,有短缩不伸之意。长者,通尺泽鱼际,上下皆引,有迢迢过于本位之情。若弦则劲直不桡,有似弓弦,不似紧脉弦急弹人。

一脉一形,各有主病。脉有相兼,还须细订。

[原注]:有一脉之形象,必有一脉所主之病。有兼见之脉象,即有兼见之症,可细就其兼见之脉。以例其症耳。

浮脉主表,腑病所居。有力为风,无力血虚。

浮迟表冷,浮数风热。浮紧风寒,浮缓风湿。浮虚伤暑,浮芤失血。浮洪虚火,浮微劳极。浮濡阴虚,浮散虚剧,浮弦痰饮,浮滑痰热。

[原注]:浮虽属阳,主表主腑,但浮而见洪数弦滑有力之脉,固属主热主火主痰主风;若浮而见迟缓芤虚微涩与散无力之脉,又为主虚主湿主冷主暑主危之象矣。故脉当视所兼以为辨别。下文仿此。

沉脉主里,为寒为积。有力痰食,无力气郁。沉迟虚寒,沉数热伏。沉紧冷痛,沉缓水蓄。沉牢痼冷,沉实热极。沉弱阴虚,沉细虚湿。沉弦饮痛,沉滑食滞。沉伏吐利,阴毒积聚。

[原注]:沉虽属阴属里,然沉而见迟紧牢缓细弱诸脉,方谓属虚属寒属积属聚。若沉而见实数诸脉,则沉更不谓属阴,又当自阴以制其火以除其热也。

迟脉主脏,阴冷相干。有力为痛,无力虚寒。

[原注]:迟虽属阴,仍当以有力无力分其寒实寒虚。盖寒实则为滞为痛,而寒虚则止见其空虚也。

数脉主腑,主吐主狂。有力实热,无力虚疮。

[原注]:数虽属阳,仍当以有力无力分其热实

热虚。盖热实则必为狂为燥,而热虚则止见其虚疮耳。

滑司痰饮,右关主食。尺为蓄血,寸必吐逆。涩脉少血,亦主寒湿。反胃结肠,自汗可测。

[原注]:滑司痰饮,而亦有主食主血主吐之分。涩本血少,而亦有寒涩湿涩之别。但血枯则上必见反胃,而下必见肠结;肠结胃反,则水液自尔不行,而有上逆为汗之势矣。

长则气治,短则气病。浮长风痫,沉短痞塞。

[原注]:长为肝经平脉,故未病脉长,是为气治。短即肺之平脉,若非右寸及于秋见,则必有气损之病矣。至长独于浮见,则为风火相搏而痫以生;短以沉见,则为虚寒相合而痞以成。

细则气衰,大则病进。涩小阴虚,弱小阳竭。

[原注]:脉以和平为贵。凡脉细如蛛丝之状,其气自属衰弱;大而满溢应指有力,是为病势方张。至于三部皆小,较细显极而脉涩不快,是为精血虚损。既小而脉不大,又脉痿弱不起,是为阳气衰弱。皆当分别审视。

洪为热极,其伤在阴。微为气衰,其损在阳。浮洪表实,沉洪里实。阳微恶寒,阴微发热。

[原注]:洪为热极,其伤在阴,但须分其表里。

微为气衰,其损在阳,亦须分其阳分阴分,以别恶寒发热之治也。

紧主寒痛,有表有里。缓主平和,兼见须虑。缓滑痰湿,缓大为虚。缓涩血伤,缓细湿痹。

[原注]:浮紧则为寒闭于表,必有身痛头痛恶寒等症可察。沉紧则为寒束于里,必有肚腹胀满逆痛等症可察。缓为虚,大为风,缓大脉见则为风虚。缓为食停,细为气滞。缓细脉见,其痹必生。缓为气衰,涩为血损。缓而见涩,其损必甚。缓则湿滞不消,滑则痰饮内蓄,缓与滑见,则湿必停而痰益甚。

阳盛则促,肺痈热毒。阴盛即结,疝瘕积郁。

[原注]:数而有止为促,非阳盛乎,故有肺痈热毒之症;迟而有止为结,非阴盛乎,故有疝瘕积郁之症。

弦脉主饮,木侮脾经。阳弦头痛,阴弦腹疼。动主搏击,阴阳不调。阳动汗出,为痛为惊。阴动则热,崩中失血。

[原注]:脉弦而土必虚,则湿自无土制而痰以生。故弦而在于寸,寸主上焦,其痛必在于头;弦在于尺,尺主下焦,其痛必在于腹。动为阴阳不和,动见于寸,则心肺受累而惊痛与汗自至;动见于

尺,则肾水受累,而崩中失血自生。

虚寒相搏,其名曰革。男子失精,女子漏血。若见脉代,真气衰绝。脓血症见,大命必折。伤寒霍乱,跌打闷绝。疮疽痛甚,女胎三月。

[原注]:革脉由于精血亏损,故尔脉空不实,而见男子失精女子漏血之症。至于脉代而绝,或脓血症见,未有不死。惟有伤寒霍乱,跌仆疮疽,痛甚胎产见之,以其暴伤暴闭,勿作死治也。

脉之主病,有宜不宜,阴阳顺逆,吉凶可推。

[原注]:病有阴阳,脉亦阴阳,顺应则吉,逆见则凶。下言脉症相应顺逆,总不出乎此理以为之贯通也。

中风之脉,却喜浮迟,坚大急疾,其凶可知。类中因气,身凉脉虚,类中因痰,脉滑形肥。类中因火,脉数面赤。

[原注]:风有真中类中之各别。真中虽属实症,而亦由虚所招,故脉喜其浮迟,而忌坚急,恐其正虚邪胜,决无生也。类中本非风中,特症相似而名,故症与脉各以类见。而不能以一致耳。

伤寒热病,脉喜浮洪。沉微涩小,症反必凶。汗后脉静,身凉则安。汗后脉燥,热盛必难。始自太阳,浮紧而涩。及传而变,名状难悉。阳明则长,少阳则弦。太阴入里,沉迟必兼。及入少阴,其脉遂沉。厥阴热深,脉伏厥冷。阳症见阴,命必危殆。阴症见阳,虽困无害。中寒紧涩,阴阳俱紧。法当无汗,有汗伤命。

[原注]:病阳脉宜见阳,病阴脉宜见阴。故伤寒热病之症,宜见洪数之脉,与伤寒汗后不宜见脉燥之象耳。即云寒邪传变,名状莫悉。与阴寒直中,阴阳俱紧,脉不一端。然大要阳得阴脉,脉与症反,命必危殆。若阴症而见浮大数动洪滑之阳,其脉虽与症反,在他症切忌,而伤寒邪气初解,病虽危困,亦未有害。惟伤寒汗出症虚,而脉反见阴阳俱紧,是其元气已脱,脉气不和,非吉兆也。

伤风在阳,脉浮而滑。伤风在阴,脉濡而弱。六经皆伤,或弦而数。阳不浮数,反濡而弱。阴不濡弱,反浮而滑。此非风寒,乃属温湿。若止濡缓,或兼细涩。此非风湿,更属湿着。

[原注]:风为阳邪,风伤则脉自有浮滑弦数之象。但风有伤于阴,则浮与滑自不克见,以阳为阴所闭也。反是多因风为湿阻,故又名为风湿。如至浮数俱无,独见濡缓细涩,定知为湿所淫,所当分别以视也。

阴阳俱盛,热病之征。浮则脉滑,沉则数涩。

中暑伤气，所以脉虚。或弦或细，或芤或迟。脉虽不一，总皆虚类。

[原注]：凡脉而见阴阳俱盛者，未有不因热邪充溢之故。所以脉浮而滑，其热必挟有饮。脉沉数涩，其热必伤于阴。若暑则多气虚不固，以致暑得内袭，而脉亦虚不振。即或体有不同，脉见芤弦细迟，然要皆属虚类，而不可实攻耳。

瘟脉无名，变见诸经。脉随病见，不可指定。

[原注]：疫邪伏于募原，时出时没，其脉变换不定。故但随其所见以为指耳。

疟则自弦，弦即疟候。兼迟则寒，兼数则热，代散脉见，其体则折。

[原注]：疟因风木邪盛凌土而湿不化，致挟停痰积饮而成，故脉始见自眩；再于兼见之中，别其寒热酌治，则病自愈。惟代散脉见，则命其必绝矣。

风寒湿气，合为五痹。浮涩与紧，三脉乃备。脚气之脉，其状有四。浮弦为风，濡弱为湿。迟涩为寒，洪数为热。痛非外因，当于尺取。滑缓沉弱，随脉酌治。

[原注]：五痹脚气等症，总不越乎风寒及湿三者以为之害。即或内淫为热，亦不越乎四者以为之伏。惟有痛非外因，而脉或于尺部而见，或滑、

或缓、或沉、或弱,则又在于随脉酌施。而不可以风寒湿治也。

劳倦内伤,脾脉虚弱。汗出脉燥,治勿有药。劳极诸虚,浮软微弱。土败双弦,火炎则数。

[原注]:虚证而见虚脉,此顺候也。若汗出而脉反燥,是为大逆,尚有何药可治乎? 故弦数最为虚证切忌。

痞满滑大,痰火作孽。弦伏中虚,微涩衰薄。胀满之脉,浮大洪实。细而沉微,岐黄无术。水肿之症,有阴有阳。阴脉沉迟,阳脉洪数。浮大则生,沉细勿药。五脏为积,六腑为聚。实强可生,沉细难愈。黄疸湿热,洪数偏宜。不妨浮大,微涩难医。

[原注]:痞胀水肿积聚黄疸,虽其病因不同,形症各别;然终宜见有余之脉,则真气未绝,而治尚可愈矣。若至细小沉涩,形实气馁,将何有药可施乎? 故皆为逆。

郁脉皆沉,甚则伏结。或代或促,知是郁极。胃气不失,尚可调治。气痛脉沉,下手便知。沉极则伏,涩弱难治。亦有沉滑,是气兼痰。心痛在寸,腹痛在关。心腹之痛,其类有九。细迟速愈,浮大延久。两胁疼痛,脉必双弦。紧细而弦,多怒气偏。沉涩而急,痰瘀之愆。疝属肝病,脉必弦急。牢急者生,弱急者死,腰痛之脉,必弦而沉。沉为气滞,弦损肾元。兼浮者风,兼紧者寒。濡细则湿,寒则闪挫。头痛之病,六经皆有。风寒暑湿,气郁皆侵。脉宜浮滑,不宜短涩。

[原注]:弦急弦沉伏涩紧细,皆是痛症气症郁症本领。但痛极者,则脉必沉必伏。有瘀者,则脉必涩。因湿者,则脉必濡。因痰者,则脉必滑。因风者,则脉必浮必弦。因寒者,则脉必紧。因湿者,则脉必滞必弱。因热者,则脉必数。因于痛极阴阳告绝者,则脉必疾。因于积极而痛者,其脉必牢。须以胃气不失为要。故痛症而见其脉浮大,最属不宜;短涩弱急,亦属不利;惟得沉紧迟缓乃治。但头痛外感,非属内伤,其脉又宜浮大,最忌短涩,所当分别而异视也。

呕吐反胃,浮滑者昌,弦数紧涩,结肠者亡。饱逆甚危,浮缓乃宜。弦急必死,代结促微。吐泻脉滑,往来不匀。泻脉必沉,沉迟寒侵。沉数火热,沉虚滑脱,夏月泄泻,暑湿为殃。脉与病应,缓弱是形。微小则生,浮弦则死。霍乱之脉,代则勿讶。迟微厥逆,是则可嗟。泄泻下痢,沉小滑弱。实大浮数,发热则恶。

[原注]:吐宜浮缓浮滑,泻宜沉小沉滑,吐泻

交作,则脉必见往来不匀,虽暴见代勿虑。如其吐见弦急,泻见浮弦,并吐泻交作而见迟微厥逆,皆属不治,故以必死为断也。

嘈杂嗳气,审右寸关。紧滑可治,弦急则难。吞酸之脉,多弦而滑。沉迟是寒,洪数是热。痰脉多滑,浮滑兼风。沉滑兼寒,数滑兼热。弦滑为饮,微滑多虚。滑而兼实,痰在胸膈。结芤涩伏,痰固中脘。

[原注]:嘈杂嗳气本属脾气不运,故切忌脉弦急,恐木尅土故也。吞酸有寒有热,随症所见以为分别,故以沉迟洪数分之。痰脉因不一端,滑是本象。惟有风则浮,有寒则沉,有热则数,有饮则弦,虚弱则微,结于胸膈为实,固于中脘,则见结芤涩伏之为异耳。

小便淋泌,鼻色必黄。实大可疗,涩小知亡。遗精白浊,当验于尺。结芤动紧,二症之的。微数精伤,洪数火逼。亦有心虚,寸左短小。脉迟可生,急疾便夭。便结之脉,迟伏勿疑。热结沉数,虚结沉迟。若是风燥,右尺浮起。

[原注]:淋泌脉见涩小,精血已败,死亡至矣,此脉见不及者之必死也。遗浊虽有微数洪数短小之分,然急疾脉至,又非所宜,故曰便夭,此脉见太

过者之必死也。若在便闭，里气不通，固应迟伏；然风寒湿热，当于脉迟脉数脉浮分辨，不可混同而罔治也。

咳嗽多浮，浮濡易治。沉伏而紧，死期将至。喘息抬肩，浮滑是顺。沉涩肢寒，均为逆症。

[原注]：咳嗽肺疾，脉浮为宜，兼濡亦为病气将退。若使沉伏与紧，便与病反，故曰必死。喘症无非风痰内涌，当以浮滑为顺。若至肢寒沉涩，亦非吉兆，故曰为逆。

火热之脉，洪数为宜。微弱无神，根本脱离。三消之脉，数大者生。细微短涩，应乎堪惊。骨蒸发热，脉数为虚。热而涩小，必损其躯。痿因肺燥，必见浮弱。寸口若沉，发汗则错。

[原注]：火症应见火脉，故三消骨蒸，须以数大为生。反是而见短涩微弱，岂其宜乎。痿症本因肺燥血亏，脉浮尚不宜汗，岂有宜寸口脉沉之候乎。

诸症失血，皆见芤脉。随其上下，以验所出。脉贵沉细，浮大难治。蓄血在中，牢大则宜。沉细而微，速愈者稀。

[原注]：失血脉宜见芤，以芤主空故也。故脉最宜沉涩而忌浮大，反是则逆矣。若至蓄血，最宜

牢实而忌沉细，以血未损故也。反是峻剂莫投，故曰难愈。

心中惊悸，脉必代结。饮食之悸，沉伏动滑。癫乃重阴，狂乃重阳。浮洪吉象，沉急凶殃。痫宜虚缓，沉小急实。若但弦急，必死不失。

[原注]：惊悸非属心气亏损，即属有物阻滞，故脉必见代结。若因饮食致悸，则有沉伏动滑之象，所当审也。癫狂二症为病尚浅，故宜浮洪而恶沉急，反是则为病气入骨。痫宜虚缓，以其中有痰沫之故。弦急独见，是为真脏脉出，安望其再生耶。

耳病肾虚，其脉迟濡。浮大为风，洪动为火。沉濡为气，数实为热。若久聋者，专于肾责。暴病浮洪，两尺相同。或两尺数，阴虚上冲，齿痛肾虚，尺脉濡大。齿痛动摇，尺洪火炎。右寸关数，或洪而弦。非属肾虚，肠胃风热。口舌生疮，脉洪疾速。若见虚脉，中气不足。喉痹之脉，两寸洪盛。上盛下虚，脉忌微伏。

[原注]：耳病当责于肾，以其肾窍开于耳者故耳。然亦须以浮风、洪火、濡气、数热，久聋为辨。如其是暴非久，又以两尺浮弦相同为验耳。齿虽属肾，而齿龈则属于胃，故辨齿痛脉象，须以尺濡，尺洪断其虚实，寸关洪数与弦，断其肠胃风热，未

可尽以肾求也。口舌生疮,必与洪疾为实,虚则多属中气不足。喉痹症属上实,脉以寸盛为顺。若见微伏,真气已绝,故曰大忌。

中恶腹胀,紧细乃生。浮大为何,邪气已深。鬼祟之脉,左右不齐。乍大乍小,乍数乍迟。中毒洪大,脉与病符。稍或微细,必倾其身。虫伤之脉,尺沉而滑。紧急莫治,虚小可怯。

[原注]:中恶宜于紧细,以其邪气未深之故,反是则邪盛正衰,非其宜也。鬼祟出没不定,故脉有难追求。中毒脉见洪大,是与病应,以毒主阳故也。稍见微细,真气绝矣。岂其宜乎,虫伤脉多沉滑,以其虫伏于内者故耳。紧急固见伤甚而阴阳离隔,虚小亦恐真气已损,皆为有虑。

妇人之脉,尺宜常盛。右手脉大,亦属顺候,尺脉微迟,经闭三月。气血不足,法当温补。妇人尺脉,微弱不濡。年少得之,无子之兆,长大得之,绝孕之征。因病脉涩,有孕难保。

[原注]:妇人以血为主,故尺宜常盛,而右脉宜大。故尺迟则经必闭,微弱而涩,在有孕固不克保,况无孕乎。

崩漏不止,脉多浮动。虚迟者生,实数者死。疝瘕之脉,肝肾弦紧。小便淋闭,少阴弦紧。

[原注]：崩漏不止，已属血动不归，再见实数，则肾真气已绝，所以不宜见也。疝瘕主于肝肾，故肝肾弦紧，是即疝瘕之征也。淋闭主于少阴，故少阴弦紧，亦是淋闭之见也。

妇人有子，阴搏阳别。少阴动甚，其胎已结。滑疾不散，胎必三月。但疾不散，五月可别，阳疾为男，阴疾为女。女腹如箕，男腹如斧。

[原注]：寸为阳，尺为阴，阴脉既已搏指而与阳寸之脉迥然各别，是即有子之征。心为手少阴经，心主血，若胎已内结，则少阴之脉，势必往来流利。厥厥如豆之动。疾即数类，滑而且数，按之不散，是其精血已聚，故有三月之胎。滑诊不见，而但疾而不散，是其骨肉已成，脉无滑气，故有五月之胎。阳疾为男，阴疾为女。以阳主男阴主女故耳。女胎如箕，男胎如斧，以箕圆象地象阴，斧方象天象阳故耳。阳疾阴疾，统上下表里左右而言，不拘于左右分也。

妊娠之脉，实大为宜。沉细弦急，虚涩最忌。半产漏下，脉宜细小。急实断绝，不祥之兆。凡有妊娠，外感风寒。缓滑流利，其脉自佳。虚涩燥急，其胎必堕。胎前下利，脉宜滑小。若见疾涩，其寿必夭。

[原注]：妊娠脉宜实大，以其内实故也。沉细弦急，皆为真损胎堕之兆，最为切忌。半产漏下，脉见细小，是与病应。若胎漏既绝，脉又急实，真气已离，岂能生乎？妊娠感冒，脉宜流利，以其胎气未损故耳。虚涩燥急，是于胎气有损，故不宜见。有胎下利，脉宜滑小，而忌疾涩，以疾则气已离，以涩则血已伤故也，故以滑小为正。

临产之脉，又宜数滑。弦细短数，最属不利。产后沉小，微弱最宜。急实洪数，岐黄莫治。新产伤阴，血出不止。尺不上关，其命即丧。新产中风，热邪为殃。浮弱和缓，与病相当。小急弦涩，顷刻身亡。

[原注]：临产脉乱滑数，是即胎动之应。若弦细短数，则于胎中有损，最为不利。产后胎儿已下，肚腹空虚，实数不与症应，故曰不治。新产出血不止，尺不上关，元气下脱，不死何待。至于中风脉见和缓。内气未动，故曰相当。如至小急弦涩，则内气已绝，无复生矣。

男子久病，当诊于气。脉强则生。脉弱则死。女子久病，当诊于血。脉弱则死，脉强则生。

[原注]：久病则真气多损，故诊强弱以辨生死。但男子则当以气为诊，以男主于气也。女人

则当以血为诊。以女主于血故也。右寸脉强,则气未损,故曰可生。左寸脉旺,则血未竭,故曰不死。

斑疹之脉,沉而且伏。火盛于表,阳脉浮数。热盛于里,阴脉实大。瘟疹弦直,或沉细迟。汗后欲解,脉泼如蛇。伏坚尚可,伏弦堪嗟。

[原注]:斑疹脉见沉状,以毒本未伸泄故耳。仍须以脉数实辨其属表属里。痘疹最宜外出,不宜内伏,故弦直细迟犹可升托,即伏不弦,犹可内解。若至伏弦,则毒内入已深,不能外出,所以堪嗟。

痈疽未溃,脉宜洪大。及其已溃,洪大始戒。肺痈已成,寸数而实。肺痿之脉,数而无力。肺痈色白,脉宜短涩。浮大相逢,气损无失。肠痈实热,滑数可必。沉细无根,其死可测。

[原注]:未溃属实,洪火宜矣。溃后则虚,而脉犹见洪大,岂其宜乎。肺痈已成,寸实无虑,以脓在肺未除故也。肺痿则肺叶焦痿,脉数无力,亦所应见。惟肺痈几作,肺气虚损,其色应白,则脉亦当短涩,方与症应。若见浮大,知是气损血失,贼邪乘金,最非吉兆。肠痈本属实热,必得滑数,方云无事。若见沉细,是谓无根,丧期在即。

奇经八脉，不可不察。直上直下，尺寸俱牢。中央坚实，冲脉昭昭。胸中有寒，逆气里急。疝气攻心，支满溺失。

[原注]：奇经者，不在十二正经之列，故以奇名。直上直下，弦长相似，尺寸俱牢，亦兼弦长，中央坚实，是明胸中有寒，故见逆气里急之症。如疝气攻心，正逆急也。支满，胀也。溺失者，冲脉之邪干于肾也。

直上直下，尺寸俱浮。中央浮起，督脉可求。腰背强痛。风痫为忧。

[原注]：直下直下，则弦长矣，尺寸俱浮，中央亦浮，则六部皆浮，又兼弦长矣，故其见症皆属风象。大抵风伤卫，故于督表见之，寒伤营，故于冲里见之。

寸口丸丸，紧细实长，男疝女瘕，任脉可详。

[原注]：寸口者，统寸关尺三部而言，非专指寸一部也。丸丸，动貌。紧细实长，因寒实于其内而见也。男疝女瘕，即所谓苦少腹绕脐，下引阴中切痛也。

寸左右弹，阳跷可决，或痫或疭，病苦在阳。尺左右弹，阴跷可别。或痫或瘛，病苦在阴。关左右弹，带脉之讯。病主带下，腹胀腰冷。

[原注]:左右弹,紧脉之象也。阳跷主阳络,故应于寸而见浮紧而细。阴跷主阴络,故应于尺两见沉紧。带脉状如束带,在人腰间,故应于关而见浮紧。紧主寒,故三脉皆见寒证。如阳跷则或见为厥仆倒地身软作声而痫,或筋缓而伸为疭,盖痫动而属阳,阳脉主之。阴跷则或见为语言颠倒举止错动而癫,或筋急而缩为瘛,盖癫静而属阴,阴脉主之。带则病发腰腹,而有腹胀腰冷带下之症矣。

尺外斜上,至寸阴维。其病在里,故苦心痛。尺内斜上,至寸阳维。其病在表,故苦寒热。

[原注]:从右尺手少阳三焦,斜至寸上手厥阴心包络之位,是阴维脉也。从左尺足少阴肾经,斜至寸上手太阳小肠之位,是阳维脉也。二脉皆载九道图中。斜上不由正位而上,斜向大指,名为尺外,斜向小指,名为尺内。二脉一表一里,在阴维主里,则见心痛,阳维主表,则见寒热是也。

脉有反关,动在臂后。别由列缺,不干证候。

[原注]:反关本于有生之初,非病脉也。故曰不干症候,其脉不行寸口,由列缺络入臂后手阳明大肠之经。以其不顺行于关,故曰反关。凡见关上无脉,须令病人复手以取方见。

经脉病脉，业已昭详。将绝之形，更当度量。心绝之脉，如操带钩。转豆躁疾，一日可忧。

[原注]：经曰：脉来前曲后居，如操带钩，曰心死。前曲者，谓轻取则坚强而不柔。后居者，谓重取则牢实而不动。如持革带之钩，全失冲和之气。但钩无胃，故曰心死。转豆者，即经所谓如循薏苡子累累然，状其短实坚强，真脏脉也。又曰：心绝，一日死。

肝绝之脉，循刀责责。新张弓弦，死在八日。

[原注]：经曰：真肝脉至，中外急如循刀刃。又曰：脉来急益劲，如新张弓弦，曰肝死。又曰：肝绝，八日死。

脾绝雀啄，又同屋漏。一似流水，还如杯复。

[原注]：旧诀曰：雀啄连来四五啄，屋漏少刻一点落。若流水，若杯复，皆脾绝也。经曰：脾绝，四日死。

肺绝维何，如风吹毛。毛羽中肤，三日而号。

[原注]：经曰：如风吹毛，曰肺死。又曰：真肺脉至，如以毛羽中人肤。皆状其但毛而无胃气也。又曰：肺绝，三日死。

肾绝如何，发如夺索。辟辟弹石，四日而作。

[原注]：经曰：脉来如夺索，辟辟如弹石，曰肾

死。又曰：肾绝，四日死。旧诀云：弹石硬来寻即散，搭指散乱如解索。正谓此也。

命脉将绝，鱼翔虾游。至如涌泉，莫可挽留。

[**原注**]：旧诀云：鱼翔似有又似无，虾游静中忽一跃。经云：浑浑革至如泉涌，绵绵其去如弦绝。皆死脉也。

附录 B　病脉宜忌歌诀

录自《四诊抉微》

脉之主病，有宜不宜，阴阳顺逆，吉凶可知。
中风之脉，却喜浮迟，数大急疾，兼见难支。
伤寒热病，脉喜浮洪，沉微涩小，证反必凶。
汗后脉静，身凉则安，汗后脉躁，热甚必难。
阳证见阴，命必危殆，阴证见阳，虽困无害。
伤暑脉虚，弦细芤迟，若兼滑实，别证当知。
劳倦内伤，脾脉虚弱，汗出脉躁，死证可察。
疟脉自弦，弦数者热，弦迟者寒，代散者绝。
泄泻下痢，沉小滑弱，实大浮数，发热则恶。
呕吐反胃，浮滑者昌，弦数紧涩，结肠者亡。
霍乱之候，脉代勿讶，厥逆迟微，是证可嗟。
嗽脉多浮，浮濡易治，深伏而紧，死期将至。
喘息抬肩，浮滑是顺，沉涩肢寒，皆为逆证。
火热之证，洪数为宜，微弱无神，根本脱离。
骨蒸发热，脉数为虚，热而涩小，必殒其躯。
劳极诸虚，浮软微弱，土败双弦，火炎则数。

失血诸证，脉必现芤，缓小可喜，数大堪忧。

蓄血在中，牢大却宜，沉涩而微，速愈者稀。

三消之脉，浮大者生，细微短涩，形脱堪惊。

小便淋闭，鼻色必黄，数大可疗，涩小知亡。

癫乃重阴，狂乃重阳，浮洪吉象，沉吉凶殃。

痫宜虚缓，沉小急实，或但弦急，必死不失。

疝属肝病，脉必弦急，牢急者生，弱急者死。

胀满者死，浮大洪实，细而沉微，岐黄无术。

心腹之痛，其类有九，细迟速愈，浮大延久。

头痛多弦，浮紧易治，如呈短涩，虽救何及。

腰痛沉弦，浮紧滑实，何者难疗，兼大者失。

脚气有四，迟数浮濡，脉空痛甚，何可久持。

五脏为积，六腑为聚，实强可生，沉细难愈。

中恶腹胀，紧细乃生，浮大维何，邪气已深。

鬼祟之脉，左右不齐，乍大乍小，乍数乍迟。

五疸实热，脉必洪数，过极而亢，渴者为恶。

水病之状，理必兼沉，浮大出厄，虚小可惊。

痈疽之脉，浮数为阳，迟则属阴，药宜酌量。

痈疽未溃，洪大为祥，若其已溃，仍旧则殃。

肺痈已成，寸数而实，肺痿之形，数而无力。

肺痈色白，脉宜短涩，浮大相逢，气损失血。

肺痈实热，滑数可必，沉细无根，其死可测。

喉痹之脉，迟数无常，缠喉走马，微状则难。

中毒之候，尺寸数紧，细微必危，且夕将殒。

金疮出血，脉多虚细，急实大数，垂亡休治。

参考文献

1 《黄帝内经素问》 王冰注

2 《灵枢经》 马元台　张隐庵注

3 《伤寒论》 张仲景

4 《金匮要略》 张仲景

5 《濒湖脉学》 李时珍

6 《难经》 秦越人

7 《四诊抉微》 林之翰

8 《脉理求真》 黄宫绣

9 《脉诀刊误》 戴启宗

10 《医宗金鉴》 吴谦

11 《诊家枢要》 滑寿

12 《景岳全书》 张介宾

13 《千金方》 孙思邈

14 《诊家正眼》 李中梓

15 《诊宗三昧》 张璐

16 《脉义简摩》 周学海

17 《脉简补义》 周学海

18 《三指禅》 周学霆

19 《脉经》 王叔和

20 《中医脉学研究》 崔玉田等

21 《脉学阐微》 邢锡波

22 《脉诊》 刘冠军

08柏